Paul Mohr · Mykosen die schleichende Krankheit

Erfolgreiche Bücher von **Paul Mohr** bei Jopp/Oesch:

Farbtherapien
Die Selbstheilungskräfte aktivieren –
natürlich und ohne Nebenwirkungen

Krebs naturheilkundlich behandeln
Wirkungsvolle Therapien zur biologischen Behandlung

Leben mit gesundem Darm
Darmstörungen erkennen, vorbeugen und
naturheilkundlich behandeln

Rückenschmerzen lindern
Vorbeugen und behandeln mit Naturheilkunde
3. Auflage

Sauerstofftherapien
Die gesunde Art, Energie zu tanken
4. Auflage

Erhältlich in Ihrer Buchhandlung

Paul Mohr

MYKOSEN
die schleichende Krankheit

Ursachen und Symptome

Erfolgreiche Naturheilverfahren gegen Pilzerkrankungen der Haut und der inneren Organe

Oesch Verlag

Die Deutsche Bibliothek – CIP-Einheitsaufnahme

Mohr, Paul:
Mykosen – die schleichende Krankheit : Ursachen und Symptome.
Erfolgreiche Naturheilverfahren gegen Pilzerkrankungen der Haut
und der inneren Organe / Paul Mohr – Zürich : Oesch, 2001
ISBN 3-85833-632-7

1. Auflage dieser Ausgabe (3. Auflage insgesamt) 2001

Die broschierte Ausgabe dieses Werks ist in 2. Auflage lieferbar unter
ISBN 3-926955-82-1 Jopp Verlag bei Oesch

Umschlag: Walter Voser, unter Verwendung einer
Illustration von Gerd Aumann, Wiesbaden
Druck und Bindung: Wiener Verlag, Himberg
ISBN 3-3-85833-632-7

Gern senden wir Ihnen unser Verlagsverzeichnis:
Oesch Verlag, Jungholzstraße 28, 8050 Zürich
E-Mail: info@oeschverlag.ch
Telefax 0041/1 305 70 66 (CH: 01/305 70 66)

Unser Buchprogramm finden Sie im Internet unter:
www.oeschverlag.ch

Inhalt

Vorwort

Immer mehr Menschen fühlen sich krank oder erkranken. Sie durchlaufen zahlreiche Untersuchungen, ohne daß ein Grund für das Unwohlsein und für die Krankheitssymptome gefunden wird. Nach den Untersuchungen sind die Menschen gesund, fühlen sich aber dennoch krank. Selbst Ultraschalluntersuchungen oder die Computertomographie sind häufig nicht in der Lage, Aufschluß über die Krankheitsursache zu geben.
Nach meiner Erfahrung sind es oft Pilze im Körper dieser Menschen, die einen Krankheitsherd darstellen, der aber in vielen Fällen nicht erkannt wurde. Zwar will ich nicht, daß eine Pilzphobie entsteht, aber es ist unbestritten, daß heutzutage Pilzinfektionen auf dem Vormarsch sind.
Gerade die naturheilkundlichen Methoden sind für die Diagnostik und Behandlung von Pilzinfektionen außerordentlich erfolgversprechend. Oft werden schon in der Diagnostik von Pilzinfektionen schwerwiegende Fehler gemacht und erst recht in der Behandlung. Medikamentöse Behandlungen mit Nystatin allein und Aussagen wie: »Pilze hat jeder« sind nicht der richtige Weg, um einen kranken Menschen zu heilen. Allein eine ganzheitliche Therapie kann auf Dauer Abhilfe schaffen.
Meine langjährigen Erfahrungen auf diesem Gebiet haben mich zu diesem Buch förmlich gedrängt. Ich hoffe, daß es einigen Patienten helfen wird, die Ursachen ihrer Beschwerden zu finden, die Pilzangst zu

verlieren und das Vertrauen darauf zu gewinnen, daß es erfolgversprechende Möglichkeiten gibt, um Pilzinfektionen zu behandeln und ihnen vorzubeugen.

Einleitung

Die ungeheure Zunahme von Allergien, Neurodermitis, Ekzemen, Bronchialasthma, Darmentzündungen und vielen therapieresistenten, chronischen Erkrankungen steht oft im Zusammenhang mit der Anwesenheit von krankmachenden Bakterien und Pilzen.
Besonders gefährliche Hefepilze greifen unser Immunsystem und unsere Gesundheit an und stellen eine zunehmende Gesundheitsbedrohung unserer Zeit dar.
Die durch Pilzinfektionen ausgelösten Krankheitsbilder sind vielfältiger Natur und so umfangreich, daß es oft schwer ist, eine richtige Diagnose und damit eine gezielte und erfolgversprechende Therapie einzuleiten.
Selbst die Ergebnisse von Stuhluntersuchungen auf Pilze sind nicht immer eindeutig und führen oft in die falsche Richtung.
Dieses Buch soll dazu dienen, eine Infektion mit pathogenen (krankheitserregenden) Pilzen unter Einbeziehung vieler Gesichtspunkte zu erkennen und eine geeignete Entscheidung für die einzuleitende Therapie zu treffen. Es ist für Therapeuten und Patienten gedacht. Dem Therapeuten soll es helfen, bei Pilzverdacht die richtigen Entscheidungen zu treffen; dem Patienten soll es helfen, notfalls seinen Therapeuten auf die Möglichkeit einer Pilzinfektion aufmerksam zu machen.
Das unklare Krankheitsbild einer Pilzinfektion führt oftmals dazu, daß die Patienten als Hypochonder eingestuft werden. Häufig werden die Symptome auch als Anzeichen für psychosomatische Beschwerden ge-

wertet, und den Patienten wird empfohlen, zum Psychologen bzw. zum Psychiater zu gehen.
Daß Pilzinfektionen in der Regel nicht tödlich verlaufen, hat möglicherweise dazu geführt, daß diese Krankheit unterschätzt wird. Jedoch nimmt die Zahl derer, die an Organmykosen (Pilzbefall an Organen, z.B. der Leber) sterben, deutlich zu. Zwar bedeutet ein Befall der Schleimhäute nicht gleich das Auftreten einer lebensgefährlichen Organmykose, aus einem Darmpilzbefall kann sich jedoch eine solche entwickeln. Ist ein Pilzbefall nachgewiesen, so ist dieser Tatbestand immer ernst zu nehmen, da Pilze in der Lage sind, ihre aktuelle krankmachende Eigenschaft zu verändern. Es ist möglich, daß Hefepilze klinisch stumm sind, also kein Krankheitsbild verursachen. Dies kann sich jedoch sehr schnell ändern. Für die Veränderung der Pathogenität ist vermutlich das Milieu entscheidend. Es ist also möglich, daß ein Candida-Nachweis völlig unbedenklich ist, er kann jedoch auch total krankmachend sein.
Wir alle nehmen Hefen zu uns, die im Stuhl nachweisbar sein können, ohne einen krankmachenden Effekt zu haben. Ein gutes Abwehrsystem bekommt dies in den Griff. Das Immunsystem ist jedoch bei vielen Menschen überlastet, die Schleimhaut des Darms vorgeschädigt und die Darmflora verändert. Die Körpersysteme werden durch Medikamente, durch Hormoneinnahmen, durch Antibiotika, durch Kortikoide und nicht zuletzt durch unsere falsche Ernährung – um nur einige Faktoren zu nennen – total überlastet.
Der bekannte Arzt Dr. Gerhard Ohlenschläger erzählte in einem Vortrag, daß man bei einem geschnittenen, in Folie verpackten Schwarzbrot 123 Substanzen nachweisen konnte, bei einem Apfel waren es 97 Substanzen. Daß dadurch ein System überlastet wird, ist nicht verwunderlich.

Hinzu kommt die totale Überlastung mit Einfachzuckern in der Ernährung. Unabhängig von der Keimzahl bricht der Pilz aus. Die seit Jahren ausgeübte Untersuchung der Keimzahlen reicht nicht mehr aus. Es muß unbedingt der Virulenzfaktor ermittelt werden, um zu erkennen, ob der Pilz aktiv giftig ist.
Ein weiteres Problem ist, daß sich manche Patienten an die Krankheitssymptome gewöhnt haben. Sie wissen gar nicht mehr, wie gut es ihnen gehen könnte. Die Krankheitssymptome haben zu einer allmählichen Verringerung der Lebensqualität dieser Patienten geführt.

Was sind Pilze?

Pilze werden den niedrigen Pflanzen zugeordnet. Sie sind nach ihren bekannteren Vertretern, den Hutpilzen, benannt worden. Wie die Pflanzen haben sie eine Zellwand, zellsaftgefüllte Vakuolen (Bläschen im Zellplasma) und eine mikroskopisch gut sichtbare Plasmaströmung.

Pilze gehören zu den niedrigen Pflanzen

Manche Eigenschaften haben sie mit den Pflanzen gemeinsam, z.B. die weitgehende Bewegungsunfähigkeit. Das wird besonders bei den in Wald und Flur wachsenden Pilzen deutlich.

Pilze haben auch gemeinsame Eigenschaften mit tierischen Organismen, so z.B. ihre Energieversorgung. Sie besitzen keine photosynthetischen Pigmente, wachsen aber wie Pflanzen auf und gewinnen ihre Energie durch Oxidation organischer Substanzen.

Sie gewinnen ihre Energie durch Oxidation

Der Vegetationskörper des Pilzes ist ein Thallus (ohne Wurzeln, Stamm und Blätter) und besteht aus Fäden, die sich vielfach verzweigen. Unter *Myzel* versteht man die gesamte Fädenmasse eines Pilzes.

Vermehrung

Pilze vermehren sich durch geschlechtliche und ungeschlechtliche Fortpflanzung. Die ungeschlechtliche Fortpflanzung geschieht durch Sporenbildung; aus den Sporen entwickeln sich neue Pilze. Bei der geschlechtlichen Fortpflanzung kommt es zu einer Verschmelzung der Kerne zweier Pilze. Dies läuft bei den Pilzen in verschieden langen Intervallen ab. Meistens werden die Pilze durch Übertragung eines kleinen Teils des Myzels weitervermehrt; ein kleines Stück genügt schon zur Entstehung eines neuen Pilzes.

In der neueren Literatur werden Pilze nicht mehr zu den Pflanzen gezählt, sondern als eigenes Reich neben Tieren und Pflanzen aufgeführt.

Erstaunliches Lebewesen Pilz

Biologisch gesehen gehören alle Pilze zu einer Familie, sowohl die Fliegenpilze im Wald als auch die Pilze, die bei der Käseherstellung Verwendung finden oder die krankmachenden Pilze im Magen- und Darmtrakt.

Myzel

Zu einem großen Teil bestehen Pilze aus einem unsichtbaren Geflecht, dem *Myzel*. Wächst aus diesem Myzel ein Fruchtkörper, so handelt es sich um begehrte Speisepilze, wie z. B. die Champignons.

Das Pilzmyzel selbst wächst oftmals im Verborgenen und kann eine große Fläche einnehmen. So haben amerikanische Forscher ein Pilzgeflecht im Boden gefunden, das sich auf einer Fläche von 600 km^2 ausgebreitet hatte. Auch die menschliche Haut kann mit einem unsichtbaren Pilzgeflecht durchzogen sein.

Sie verwerten Reste von Tieren und Pflanzen

So schädlich die Pilze sein können, so nützlich können sie auch sein. Da sie sich mit Nährstoffen begnügen, die ihnen andere Organismen zur Verfügung stellen, verwerten sie viele Reste von Pflanzen und Tieren. Sie sind deswegen für das Leben auf der Erde von besonderer Wichtigkeit.

Normalerweise sind Immunabwehr und Biochemie eines gesunden Menschen eine unüberwindliche Barriere für Pilze jeder Art.

Pilze kommen überall vor

Pilze gehören zu den erstaunlichsten Lebewesen der Natur. Es gibt so gut wie keinen Lebensraum, der nicht von ihnen besiedelt wird. Pilze sind keine Feinschmecker und absolut nicht wählerisch, was ihre

Nahrung betrifft. So können sie selbst unter extremsten Bedingungen überleben. Einige findet man sogar in Salpeter- und Salzsäure, und manche kommen in den antarktischen Gletschern vor.

Pilze können sich an extreme Lebensbedingungen anpassen. Aus diesem Grund haben sie auch schon viel Leid über die Menschheit gebracht. So wurde 1850 die größte Hungersnot und Auswanderungswelle in Irland durch eine durch Pilze hervorgerufene Kartoffelmißernte ausgelöst.

Sie können sich an extreme Lebensbedingungen anpassen

Es gibt jedoch auch viele Pilzarten, die den Menschen nutzen; sie sind z. B. bei der Brot-, Käse-, Bier- und Weinherstellung unentbehrlich.

Es gibt über 100 000 Pilzarten, und Experten schätzen, daß etwa 100 Arten im menschlichen Körper überleben und den Menschen als Wirtsorganismus benutzen und ihn schädigen.

Es gibt über 100 000 Pilzarten

Die kleinsten Pilzarten haben die größte Bedeutung. Sie sind oftmals mit dem bloßen Auge nicht zu erkennen. Die gefährlichen Sproßzellen der Hefepilze haben eine mittlere Größe von etwa 0,004 mm. Man kann sie nur unter dem Mikroskop erkennen oder wenn sie sich im Körper stark vermehrt haben, wie z. B. beim Soor.

Die kleinsten Pilzarten haben die größte Bedeutung

Überlebensstrategien der Pilze

Wenn sich Pilze im menschlichen Körper einnisten, sind sie mit chemischen Substanzen ausgestattet, die es ihnen ermöglichen, sich am Körper festzuhalten. Man kann hier von einer Art Verklebung sprechen, weil selbst eine kräftige mechanische Reibung die Pilze nicht mehr völlig entfernen kann. Diese Fähigkeit der

Pilze können sich am Körper festhalten

Adhärenz

Pilze nennt man *Adhärenz.* Nach neueren Untersuchungen wird die Fähigkeit, sich anzuheften, durch mehrere chemische Substanzen beeinflußt:

- Kalzium
- Galaktose
- Alkoholdehydrogenase
- Heparin
- Gelatine und Trypsin
- Pepstatin A

Kalzium kann die Anheftung fördern

Alkoholiker haben fast keinen Pilzbefall

Es ist zwar noch nicht endgültig erforscht, aber vieles deutet darauf hin, daß große Mengen Kalzium die Anheftung fördern können. Die Alkoholdehydrogenase deutet darauf hin, daß 1 Glas trockenen Weins täglich die Anheftung der Pilze verhindern könnte. Dies könnte auch die Erklärung dafür sein, daß man bei Alkoholikern so gut wie keinen Pilzbefall diagnostizieren kann. Pepstatin A ist vermutlich in Zukunft eine Möglichkeit, Pilze medikamentös zu bekämpfen. Medikamente mit Pepstatin würden dann eine Anheftung der Pilze unmöglich machen.
Einige Pilze lösen Hautzellen auf und können durch sie hindurchwachsen. Das kann auch im Darm geschehen, wenn nicht mehr genügend Nahrungsstoffe vorhanden sind.

Pseudohyphen

Bei Nährstoff- oder Sauerstoffmangel reagieren Hefepilze mit der Bildung von *Pseudohyphen,* die die Darmwand (Darmepithel) durchbohren und sich in den tiefer liegenden Organen festsetzen können.

Bei intakter Körperabwehr können sich Pilze nicht einnisten

Ist die körpereigene Abwehr des Menschen intakt, können sich Pilzzellen nicht im Körper einnisten. Krankmachende Pilze können die Fähigkeit entwikkeln, die Abwehrkräfte der Haut zu blockieren. Sie sind in der Lage, die für die Abwehr zuständigen Immunglobuline vom Typ A chemisch zu verändern,

damit ihnen diese nichts mehr anhaben können.
Pilze haben noch eine weitere Möglichkeit entwickelt, um der Immunabwehr zu entgehen. In diesem Fall tarnen sie sich dadurch, daß sie antigene Strukturen auf der Zelloberfläche entwickeln, die denen des Wirtsorganismus gleichen. So unterlaufen sie die Immunabwehr, das körpereigene Abwehrsystem hält sie nun für körpereigene Zellen.

Pilze entwickeln antigene Strukturen und unterlaufen die Immunabwehr

Persorption

Glücklicherweise verlaufen Pilzinfektionen oft relativ harmlos. Lebensbedrohende Infektionen mit Pilzen sind selten. Damit aus einer harmlosen Pilzinfektion eine lebensbedrohliche Situation wird, müssen glücklicherweise einige Faktoren zusammenkommen.

Pilzinfektionen sind meist harmlos

Damit lebenswichtige Organe befallen werden, müssen die Hefepilze erst einmal in den Körper eindringen. Das passiert normalerweise nicht. Meistens werden von den Pilzen nur die äußeren und inneren Oberflächen, also die Haut, die Schleimhäute des Mundes, des Darms usw. besiedelt.

Pilze besiedeln meist nur die Oberflächen

Die größte Gefahr für einen Übertritt in das Körperinnere besteht im Darm durch die *Persorption*. Darunter versteht man den Durchtritt von korpuskulären Bestandteilen bis 70 µm durch die Schleimhaut des Darms in das Blut. Pilzzellen können zwischen den Epithelzellen hindurch zuerst in kleine Lymphgefäße und dann in den Blutkreislauf übertreten. Dort werden sie normalerweise von Zellen des Immunsystems eliminiert (Phagozytose).
Wenn jedoch der Darm durch sehr große Pilzmengen infiziert ist und z.B. eine streßbedingte Abwehr-

Bei Abwehrschwäche können Pilzzellen in den Körper vordringen

schwäche vorliegt, können auch größere Mengen von Pilzzellen aus dem Darm in den Blutkreislauf übertreten. Das Immunsystem ist dann nicht mehr in der Lage, alle in das Körperinnere eingedrungenen Pilzzellen abzufangen. Die Folge sind dann systemische Organmykosen. Befallen werden hauptsächlich die lebenswichtigen Organe, wie Nieren, Zentralnervensystem, Augen usw.

Pilzzellen lassen sich im Urin nachweisen

Die Pilzzellen im Blut gelangen früher oder später in den Urin und lassen sich dort nachweisen. Es besteht also eine quantitative Beziehung zwischen der Anzahl der Pilze im Darm und dem Risiko für eine lebensbedrohliche Organmykose.

Je mehr sich die Pilzzellen im Magen-Darm-Trakt ausgebreitet haben, desto mehr Zellen treten durch die Darmwand in den Blutkreislauf. Befinden sich die Pilze erst einmal im Blutkreislauf, so gelangen sie auf dem Blutweg in den ganzen Körper.

Lebensbedingungen der Pilze

Wärme, Feuchtigkeit, Dunkelheit und Nahrung (tierischer oder pflanzlicher Natur) sind die Umweltbedingungen, unter denen die Pilze besonders gut existieren bzw. sich fortpflanzen können. Entzieht man ihnen eine oder mehrere dieser Lebensbedingungen, so bilden sie eine Dauerform aus, die *Chlamydosporen*.

Chlamydosporen

Diese können Jahrtausende überdauern und dabei auch unter extremen Bedingungen, wie z. B. extremen Temperaturschwankungen, überleben.

Ein Beispiel dafür ist die Öffnung der Grabkammer

Beispiel Tutenchamun

des Pharao Tutenchamun, nach der einige Archäologen starben. Man weiß heute mit Sicherheit, daß diese sich mit dem Pilz *Aspergillus flavus* infiziert hatten, der in der Grabkammer überlebte. Es wird sogar die Vermutung angestellt, daß die alten Ägypter um die Giftigkeit einiger Schimmelpilze wußten und diese absichtlich angezüchtet haben, um Grabräuber damit zu infizieren.

Diese Tragödie wiederholte sich vor einigen Jahren in Polen, als der Sarkophag eines Herrschers geöffnet wurde, dessen Leiche etwa 200 Jahre darin aufbewahrt war.

Wirksame Enzymsysteme

Die Giftigkeit der pilzlichen Erreger beruht auf ihren wirksamen Enzymsystemen, die in der Lage sind, sogar Hornsubstanzen wie Haut, Haare und Nägel aufzuschließen.

Pilze können Lymphräume eröffnen

Pilze können sogar Lymphräume eröffnen und so den Weg für Schmarotzerbakterien freigeben. Bei Hautkrankheiten, die mit Exanthemen einhergehen, finden wir immer sogenannte Superinfektionen mit Pilzen. Ist der Körper abwehrgeschwächt, bietet sogar der normale Säureschutzmantel der Haut keinen Schutz mehr gegen Pilzinfektionen. Denn diese setzen alkalische Stoffe frei und neutralisieren dadurch die Säurebarriere, die im besten Falle eine Reihe von Bakterien abhalten kann.

Verschiedene Hefen können sogar noch in einem besonders sauren Milieu existieren. Das bedeutet, daß nicht einmal der Magensaft oder ähnlich starke Säuren ihnen etwas anhaben können.

Pilze als Erreger von Krankheiten (Mykosen)

Ziel des Buches

Als *Mykosen* bezeichnet man Krankheiten, die durch Pilze hervorgerufen werden. Die medizinische Abgrenzung in Grenzfällen soll nicht Thema dieses Buches sein. Das Ziel ist vielmehr die Behandlung und Erkennung von Mykosen, d. h. die Eliminierung der Erreger, oder im naturheilkundlichen Denkansatz eine Entgiftung und Stärkung des Immunsystems, damit pilzliche Erreger nicht eindringen können. Die Erreger von Mykosen nennt man *Mykomyzeten.*

Humanpathogene Pilze

Humanpathogene Pilze sind diejenigen, die für die menschliche Gesundheit gefährlich werden können. Diese werden in 3 Gruppen eingeteilt:

- Dermatophyten (Hautpilze),
- Hefepilze und
- Schimmelpilze

Dermatophyten

Wie der Name schon sagt, besiedeln diese Pilze Haut, Nägel und Haare. Bei manchen Patienten verursachen sie nur kleine pickelähnliche Flecken. In anderen Fällen können sie jedoch auch zu großflächigen und schmerzhaft juckenden Hautschäden führen.

Dermatophyten ernähren sich von lebenden Hautzellen

Dermatophyten durchziehen die Haut mit ihrem Pilzgeflecht und ernähren sich von lebenden Hautzellen.

Diese Pilze finden wir oftmals an den Füßen und in dafür disponierten Hautfalten, wie z.B. in Leistenbeuge, Analfalte oder Achselhöhle. Der allgemein bekannte Fußpilz wird meistens von Dermatophyten verursacht. Manchmal sind jedoch auch Hefepilze die Ursache für Fußpilz. Hier gilt der Leitsatz von Prof. Rieth: »Gleiche Pilze können verschiedene Krankheiten hervorrufen; verschiedene Pilze können gleiche Krankheitsbilder verursachen.«

Fußpilz

Dermatophyten sind sehr unangenehm, da sie oft unerträglichen Juckreiz verursachen. Glücklicherweise sind sie jedoch nicht lebensgefährlich.

Unerträglicher Juckreiz

Dermatophyten (Hautpilze)
- Epidermophyton floccosum
- Mikrosporum canis
- Trichophyton rubrum
- Trichophyton verrucosum

Hefepilze

Die Bekanntheit und Bedeutung der Hefepilze (Candida-Arten) hat in vielen Bereichen der Medizin in den letzten Jahren erheblich zugenommen; in den älteren medizinischen Lehrbüchern werden diese Mykosen meist nur am Rande behandelt.

Die Bedeutung der Hefepilze hat zugenommen

Der bekannteste Hefepilz ist *Candida albicans*. Wörtlich übersetzt heißt das *weiße Hefe*. Candida albicans ist zwar die häufigste, aber nicht die einzige pathogene Hefe. Die anschließende Tabelle gibt eine Übersicht über die verschiedenen Candida-Arten.

Candida albicans

Hefepilzarten

- Candida albicans
- Candida glabrata
- Candida guilliermondi
- Candida krusei
- Candida tropicalis
- Candida parapsilosis (Syn. C. parakrusei)
- Candida pseudotropicalis

Die Unterscheidung der Hefepilze in der Diagnose ist wichtig

Die Unterscheidung der einzelnen Candida-Arten ist in der Diagnose besonders wichtig, da verschiedene Anti-Pilz-Medikamente ganz verschieden auf die unterschiedlichen Candida-Arten wirken. Die schädlichen Pilze Candida krusei und Candida glabrata sind mit Nystatin wesentlich schlechter zu bekämpfen als Candida albicans.

Einzelne Hefepilze sind krebserregend

Bestimmte Arten, wie z. B. Candida parapsilosis, haben sich im Tierversuch als krebserregend erwiesen. Andere Arten, wie z. B. Candida albicans, finden wir am häufigsten in der Mundhöhle und im menschlichen Magen- und Darmtrakt. In der freien Natur sind sie nicht zu finden. Oft wird diese Hefe auf Gegenständen der menschlichen Umgebung, wie z. B. Zahnbürsten, Gläsern und ähnlichem, gefunden.

Von Hefepilzen gehen zahlreiche Krankheiten aus

Es ist heute unumstritten, daß von Hefepilzen unzählige Krankheiten ausgehen oder zumindest in engem Zusammenhang mit ihnen stehen.

Pilzinfektion nur bei Abwehrschwäche

Oftmals wird der Pilzbefall dem Patienten vom Arzt so dargestellt, als gehörten Pilze zur normalen Darmflora. Richtig ist, daß Candida-Pilze zwar weit verbreitet vorkommen, jedoch sich nur derjenige infizieren kann, der schon in irgendeiner Form eine Abwehrschwäche besitzt. Wie Untersuchungen von Prof. Dr. H. Rieth gezeigt haben, gehören Candida-Pilze nicht zur Normalflora des Mund-Rachen-Raums oder des Magen-Darm-Trakts.

Schimmelpilze

Obwohl Candida-Infektionen die größte Problematik darstellen, dürfen die Schimmelpilze nicht vergessen werden. Sie tragen z. B. auch für die Auslösung allergischer Reaktionen eine große Mitverantwortung.

Sind an allergischen Reaktionen beteiligt

Die bekannteste Allergie, die Hausstaubmilben-Allergie, hat indirekt auch etwas mit Schimmelpilzen zu tun. Die Hausstaubmilben ernähren sich von den menschlichen Hautschuppen, die für die Milben nur dann gut zu verwerten sind, wenn sie durch Schimmelpilze enzymatisch verändert wurden.

Hausstaubmilben-Allergie

Schimmelpilze spielen in Badezimmern eine übergeordnete Rolle. Sie wachsen unter warmen und feuchten Bedingungen besonders schnell und bilden Sporen, die von den Menschen eingeatmet werden und wichtige Auslöser allergischer Erkrankungen, besonders der Atmungsorgane, sein können. Meiner Ansicht nach stellen Schimmelpilzallergiker eine genauso große Gruppe dar wie die Heuschnupfenallergiker, die auf Gräser und Pollen reagieren.

Schimmelpilze in Badezimmern

Neben den schädlichen Schimmelpilzarten, wie z. B. Aspergillus niger (Schwarzschimmel), gibt es auch unschädliche, die wir z. B. beim Käse als Edelschimmel besonders genießen.

Es gibt auch unschädliche Schimmelpilze

Wie gefährlich Stoffwechselprodukte der Pilze sein können, konnte man 1960 in England feststellen. Damals starben dort innerhalb kürzester Zeit 100 000 Puten und fast 20 000 Enten und Wachteln. Bei den Laboruntersuchungen wurden im Futter viele Aspergillus-Arten entdeckt. Die häufigste Pilzart war Aspergillus flavus. Nach ihm benannte man die Mykotoxine *Aflatoxine*.

Aflatoxine

Sie zählen zu den stärksten krebserregenden Stoffen pflanzlichen Ursprungs und sind extrem hitzestabil, so daß sie nicht einmal während des Backvorgangs im Mehl vernichtet werden. Sie verbreiten sich in Nahrungsmitteln, wie Milch, Gewürzen, Fleischprodukten, Obst, Gemüse und verschiedenen Nußarten.

Risikogruppen

Für die Atemwege ist neben dem Aspergillus niger der Aspergillus fumigatus besonders gefährlich. Besonders gefährdet sind Menschen, die beruflich mit Bäkkereien, Käsereien und Gartenerde zu tun haben.

Schimmelpilze

- Aspergillus niger
- Aspergillus flavus
- Aspergillus fumigatus
- Mucor racemosus
- Geotrichum candidum
- Penicillium notatum

Symptome von Pilzinfektionen

Es gibt zahlreiche typische Symptome, die auf eine Pilzinfektion hindeuten. Schon wenn ein einzelnes der im folgenden aufgeführten Symptome beim Patienten auftritt und nicht erklärt werden kann, ist es außerordentlich wichtig, daß der Therapeut die Existenz einer Mykose (einer durch Pilze hervorgerufenen Erkrankung) als Krankheitsursache überprüft.

Schon bei einem Symptom sollte der Therapeut auf Mykose untersuchen

Die Vielzahl von ganz unterschiedlichen Beschwerden stellt natürlich eine Herausforderung für jeden Therapeuten dar. Die so ganz verschiedenartigen Symptome kommen jedoch dadurch zustande, daß sich Pilzinfektionen bei jedem Menschen anders bemerkbar machen.

Pilzinfektionen machen sich bei jedem anders bemerkbar

Der ständige Kampf des Immunsystems des Menschen gegen die Pilze führt je nach Konstitution des Wirts zu ganz verschiedenartigen Krankheitsbildern. Zwar kann nicht beim Auftreten eines der unten genannten Symptome auf eine Pilzinfektion geschlossen werden. Sollten aber zwei oder mehrere der aufgeführten Symptome zutreffen, dann sollte unbedingt durch eine entsprechende Diagnostik abgeklärt werden, ob die Beschwerden des Patienten durch eine Infektion mit Pilzen hervorgerufen werden. Es gehört zur Pflicht des Therapeuten, dieser Spur nachzugehen!

Unterschiedliche Krankheitsbilder

> Grundsätzlich ist von folgender Aussage auszugehen: Je mehr Symptome zutreffen, desto wahrscheinlicher ist die Diagnose Pilzinfektion.

!

Viele Pilzerkrankungen werden übersehen

Leider werden heute aus Unkenntnis viele Pilzerkrankungen übersehen. Die Untersuchung auf Pilze sollte daher beim Vorhandensein der aufgeführten Symptome in die Routinediagnostik eines jeden Therapeuten eingehen. Manchem Patienten wäre viel Leid erspart worden, wenn eine Mykose frühzeitig erkannt worden wäre.

Keine Selbstdiagnose!

Andererseits darf der Patient auch nicht voreilig die Selbstdiagnose *Pilzinfektion* stellen und ohne Rücksprache mit dem Therapeuten Behandlungsmaßnahmen einleiten; das könnte schlimme Folgen haben!

Unspezifische Symptome

- erhöhtes Schlafbedürfnis, Abgeschlagenheit, dauernde Müdigkeit
- Antriebsarmut
- Leistungs- und Konzentrationsschwäche
- Schlafstörungen
- Hitzegefühl
- Schwindelgefühle
- Potenzschwäche
- Depressionen
- Migräne
- Herzbeschwerden, Extrasystolen, Atemnot, Kurzatmigkeit

Gelenkbeschwerden

- Gicht
- Arthritis

Symptome des Magen-Darm-Trakts

- Verdauungsprobleme, Magenbeschwerden
- Verstopfung, Durchfälle, wechselnde Konsistenz des Stuhls
- Blähungen
- Roemheld-Syndrom
- Sodbrennen
- kolikartige Schmerzen in der Magen-Darm-Gegend
- Alkoholunverträglichkeit, Fettleber, erhöhte Leberwerte
- chronische Darmentzündungen: Morbus Crohn, Colitis ulcerosa

Hauterkrankungen, Allergien

- Psoriasis, Rosacea und andere Hautirritationen
- Juckreiz und Ekzeme (besonders im Bereich des Darmausgangs)
- Neurodermitis
- Fußpilz, Hautläsionen zwischen den Fingern
- Soor der Mundhöhle

Immunschwäche, Infektanfälligkeit

Symptome im Genitalbereich

- häufig wiederkehrende Blasen- und Harnleiterentzündungen
- starke Regelbeschwerden
- sexuelle Unlust
- bei Frauen: Vaginalmykosen

Andere Symptome, bei denen teilweise die Zusammenhänge mit Pilzinfektionen noch ungeklärt sind

- Heißhungerattacken
- Übergewicht
- Nahrungsmittelallergien
- Hypoglykämien
- Hypercholesterinämie
- andauernder Zink- oder/und Eisenmangel
- Migräne

Symptome bei Kindern

- Windeldermatitis
- Blähungskoliken
- hyperkinetisches Syndrom (Zappel-Philipp-Syndrom, die Zusammenhänge sind noch ungeklärt)

Die Symptome im einzelnen

Vaginalmykose

Etwa 10 Millionen Patientinnen in Deutschland

Der Intimpartner muß in die Diagnose miteinbezogen werden

Es gibt Schätzungen, daß in den USA etwa 40 Millionen Frauen an Vaginalmykosen leiden. In Deutschland rechnet man mit etwa 10 Millionen Patientinnen mit Vaginalmykosen (Scheidenpilzinfektionen). Hierbei besteht auch die berechtigte Vermutung, daß es sich um die Folgen eines Pilzbefalls des Magen-Darm-Trakts handelt. Es ist unerläßlich, auch den Intimpartner der betroffenen Frauen in die Diagnose miteinzubeziehen. Diese haben oft ähnliche Probleme

(Balanitis candidosa). Außerdem reicht es nicht, den einen Partner zu therapieren, denn die Partner werden sich abwechselnd einer bei dem anderen anstecken (hier spricht man vom sogenannten Ping-Pong-Effekt).
Trotz des hohen Leidensdrucks, den diese Symptome verursachen, führt falsch verstandenes Schamgefühl oft dazu, daß sich die Partner nicht mit in die Diagnose einbeziehen lassen.
Wenn Vaginalmykosen nicht therapiert werden, führt dies zu Müdigkeit, Konzentrationsschwäche, Abgeschlagenheit und somit zu einer deutlichen Verringerung der Lebensqualität der Betroffenen.

Verringerung der Lebensqualität

Heißhungerattacken

Bei Patienten mit Pilzerkrankungen treten auch oft plötzliche Heißhungerattacken auf kohlenhydratreiche Nahrungsmittel und Süßigkeiten auf. Wenn diesem Bedürfnis nicht nachgegeben wird, sorgen unter Umständen sogar Schwindelgefühle und Kreislaufbeschwerden für umgehende Nahrungsaufnahme. Die Betroffenen fühlen sich schwach vor Hunger.

Heißhunger auf Süßigkeiten

Möglicherweise werden diese Heißhungerattacken durch den auch zu beobachtenden erniedrigten Blutzuckerspiegel (Hypoglykämie) ausgelöst. Aufgrund dieser Symptomatik kann bei diesen Patienten ein Diabetes mellitus vermutet werden. Diese Heißhungerattacken können aber auch der Grund für das bei manchen Pilzpatienten zu beobachtende Übergewicht sein.

Niedriger Blutzuckerspiegel

Manchmal Übergewicht

Wie eine Hefebesiedlung des Magen-Darm-Trakts zu diesen Symptomen führt, ist noch nicht vollständig nachgewiesen. Dadurch, daß die Pilze im Darm die zugeführten Zucker und Kohlenhydrate zur Deckung

Zusammenhang mit Hefepilzen

ihres eigenen Bedarfs aufnehmen, bleiben für den Patienten nicht genug dieser unerläßlichen Nahrungsbestandteile übrig. Das führt zu einer Senkung des Blutzuckerspiegels (Hypoglykämie). Dieses Signal scheint die Heißhungerattacken auszulösen. Der hemmungslose Appetit führt dann jedoch zu einer überschießenden Zufuhr von Zuckern und Kohlenhydraten, die dann doch nicht alle von den Hefepilzen verwertet werden können. Diese überhöhten Kalorienmengen führen schließlich zu Übergewicht.

Manche Wissenschaftler vermuten sogar, daß die Hefen den Appetit ihres Wirts direkt über die Abgabe von bestimmten Botenstoffen stimulieren können.

Der Heißhunger verschwindet bei erfolgreicher Therapie

Sicher ist, daß die Heißhungerattacken in den ersten Tagen einer erfolgreichen Pilztherapie verschwinden. Zusammen mit einer Anti-Pilz-Diät führt die Behandlung so in vielen Fällen zu einer Reduktion des Körpergewichts.

Alkoholunverträglichkeit

Ein weiteres Symptom für Pilzinfektionen im Magen-Darm-Trakt kann die auffällige Unverträglichkeit von Alkohol sein. Schon der Genuß von geringen Mengen Alkohol führt bei den Betroffenen zu einer Reihe von

Unspezifische Beschwerden

relativ unspezifischen Beschwerden, wie Kopfschmerzen, Übelkeit und Schwindelgefühl. Dieses Geschehen ist meist mit erhöhten Leberwerten vergesellschaftet. Die Aktivitäten der Glutamat-Oxalacetat- und der Glutamat-Pyruvat-Transaminase sind erhöht. Hierbei

Leberenzyme sind erhöht

handelt es sich um Leberenzyme, deren Aktivität ein Parameter für den Zustand der Leber ist.

Ein weiteres Anzeichen dafür, daß die Leber schon in Mitleidenschaft gezogen wurde, ist die hochgradige

Fettleber

Verfettung der Leber, die *Fettleber*.

Für die genannten Symptome gibt es folgende Erklärung:

Erklärung für die Symptome

Die erhöhte Zuckeraufnahme führt einerseits zu einer Überernährung. Die erhöhte Kalorienaufnahme (Zucker sind leere Kalorien, keine Vitamine usw.) führt zu Übergewicht und damit zu einer Schädigung der Leber, der Leberverfettung wird Vorschub geleistet. Es gibt Untersuchungen, die zeigen, daß die Hälfte aller Übergewichtigen eine Fettleber hat.
Andererseits werden durch die zuckerreiche Ernährung die Lebensbedingungen der Pilze außerordentlich begünstigt.
Die Hefepilze produzieren jedoch im Magen-Darm-Trakt fleißig aus dem Zucker Alkohol. Nicht nur das relativ harmlose Ethanol (Ethylalkohol), sondern auch die toxischen Fuselalkohole Methanol (Methylalkohol), Propanol, Isopropanol, Butanol, Amylalkohol und Isoamylalkohole usw. werden bei der Vergärung der Zucker gewonnen. Diese Substanzen müssen nun von der Leber ständig entgiftet werden. Auf die Dauer führt dies zu einer Leberschädigung, die sich durch das Symptom Fettleber und erhöhte Transaminasewerte bemerkbar macht.
Bei einer vorgeschädigten Leber verringert sich die Fähigkeit, Alkohol abzubauen. Dies führt dann zu den beschriebenen Symptomen. Das ist für die Betroffenen um so schlimmer, da die Leber auch für die Entgiftung anderer Substanzen, wie z.B. Medikamenten, notwendig ist.

Der erhöhte Zuckerkonsum schädigt zweifach

Der erhöhte Zuckerkonsum schädigt also auf zweierlei Wegen: Erstens führt er zu einer direkten Schädigung der Leber, zweitens fördert er das Wachstum der Pilze, die dann durch ihre Alkoholproduktion die Leber ebenfalls schädigen. Es handelt sich hier um einen Teufelskreis: Überernährung schädigt die Leber und begünstigt das Pilzwachstum, das Pilzwachstum schädigt die Leber noch mehr, die Entgiftungsfunktion der Leber wird erniedrigt, was zu fatalen Auswirkungen für den Gesamtorganismus führen kann.

Drinkless drunk

Allzuoft sind die erhöhten Leberwerte schon der Anlaß gewesen, daß der pilzinfizierte Patient von seinem Therapeuten verdächtigt wurde, regelmäßig zu tief ins Glas zu schauen. In den angelsächsischen Sprachgebrauch ist diese Erscheinung unter der Bezeichnung *drinkless drunk* eingegangen.

Beispiel Japan

Auch in Japan wird diese Problematik schon seit längerer Zeit untersucht. Die Japaner vertragen sowieso schon weniger Alkohol, da die Aktivität des alkoholabbauenden Enzyms, der Alkoholdehydrogenase, bei ihnen geringer ist als bei Mitteleuropäern.

Mineralstoffmangel

Zink- oder Eisenmangel

Auch der Mangel an wichtigen Mineralstoffen kann ein Hinweis auf die Infektion mit pathogenen Pilzen sein. Wenn der Arzt einen chronischen Zink- oder Eisenmangel diagnostiziert, für den es eigentlich keine Erklärung gibt, so könnte das daran liegen, daß diese Stoffe von den im Darm befindlichen Pilzen weggefangen werden.

Juckreiz am Darmausgang

Besonders nach dem Stuhlgang

Ein weiteres Symptom für eine Pilzinfektion ist ein quälender Juckreiz am Darmausgang. Dieser Juckreiz, der sich besonders nach dem Stuhlgang bemerkbar macht, ist meist mit roten, schuppenden Hautläsionen vergesellschaftet.

Verschiedene Ursachen

Der Hautausschlag, der auch auf das Gesäß übergreifen kann, kann entweder ein Anzeichen einer isolierten Pilzinfektion sein, oder er muß als Symptom für eine Besiedlung des Magen-Darm-Trakts mit Pilzen gewertet werden, die schon so weit fortgeschritten ist, daß sich die Pilze bis in diesen Bereich ausbreiten.

Aufgetriebener Bauch

Typisches Symptom

Ein typisches Symptom bei Menschen, die an Pilzerkrankungen des Magen-Darm-Trakts leiden, ist der aufgetriebene Bauch. Dieses Symptom und die Blähungen werden durch die Gasbildung der Hefepilze verursacht.

Gasbildung der Hefepilze

Jede Hausfrau weiß, daß man Hefen als Backtriebmittel beim Kuchenbacken einsetzen kann. Dadurch, daß sie die Kohlenhydrate vergären, wird Gas produziert, das den Teig schön locker macht.
Das gleiche kann im menschlichen Darm passieren: Die Temperatur von 37 °C ist geradezu ideal für die Hefen. Die Gasproduktion der Hefen im Magen-Darm-Trakt führt so zu den unangenehmen Begleiterscheinungen Trommelbauch und Blähungen.

Roemheld-Syndrom

Die gleichen Ursachen führen zum Roemheld-Syndrom. Hierbei handelt es sich ebenfalls um ein typisches Symptom, das durch Hefen im Magen-Darm-Trakt hervorgerufen wird.
Durch die erhöhte Gasbildung der Hefen im Darm wird das Zwerchfell in Richtung des Brustkorbs gedrückt. Dadurch werden Herzbeschwerden und Kurzatmigkeit verursacht. Sogar Extrasystolen und Angina-pectoris-Anfälle können auftreten.

Herzbeschwerden und Kurzatmigkeit

Die Einengung der Lunge führt dazu, daß die Betroffenen unter Kurzatmigkeit und mangelnder Kondition leiden. Bei starken Belastungen können sogar Atemnot und Schwindelgefühle auftreten.

Stuhlkonsistenz

Als eines der Hauptsymptome für eine Pilzinfektion, insbesondere für eine Infektion des Mund-Magen-Darm-Trakts (MMD-Mykose) gilt die Konsistenz des Stuhls. Abgesehen von Verstopfung (Obstipation) und Durchfall (Diarrhö) ist auch ein ungeformter Stuhl von weicher Konsistenz eines der Hauptmerkmale für eine Pilzinfektion des Magen-Darm-Trakts.

Ungeformter, weicher Stuhl

Da durch die Pilze im Magen-Darm-Trakt die Lebensbedingungen für die zur natürlichen Darmflora gehörenden Bakterien verschlechtert werden, gehen diese zugrunde, und die Pilze vermehren sich ungehemmt. Diese Situation kann oft noch durch Abführmittel verstärkt werden. Wenn Patienten, die unter Verstopfung leiden, auf diese Medikamente zurückgreifen, so werden die Lebensbedingungen der natürlichen Darmbakterien noch weiter zum Vorteil der Pilze verschlechtert.

Durch Abführmittel verstärkt

Unspezifische Symptome

Müdigkeit, Abgeschlagenheit und Konzentrationsschwäche

Müdigkeit, Abgeschlagenheit, Antriebsarmut und Konzentrationsschwäche sind unspezifische Symptome, unter denen die meisten pilzinfizierten Patienten leiden. Die Symptome sind allerdings auch eine Begleiterscheinung der meisten anderen Krankheiten.

Aufgrund der fehlenden Eindeutigkeit hat der Therapeut, der unter dem zunehmenden Leidensdruck von den Betroffenen schließlich aufgesucht wird, es meist schwer, die Diagnose Pilzinfektion zu stellen. Unter Umständen kann es den Betroffenen sogar passieren, daß die Beschwerden als psychosomatische Beschwerden abgetan oder sie als Hypochonder deklariert werden.

Schwierige Diagnose

Der Grund für die Symptome ist der ständige Kampf des Körpers gegen die eingedrungenen Pilze. Das Abwehrsystem muß quasi ständig in Alarmbereitschaft sein, um die Ausbreitung der Pilze zu verhindern. Darüber hinaus ernähren sich die Schmarotzer ja auch von den Stoffen, die der Mensch zur Deckung seines eigenen Bedarfs zu sich nimmt. So können dem Betroffenen dann viele lebenswichtige Substanzen, wie etwa Vitamine, Mineralstoffe und Spurenelemente, fehlen. Die Folgen sind ständige Müdigkeit und Leistungsschwäche.

Ständiger Kampf des Körpers gegen die Pilze

Es ist tröstlich, daß die chronische Müdigkeit und Antriebsarmut – wie auch viele andere Symptome von Pilzinfektionen – schon in den ersten Tagen einer erfolgreichen Therapie verschwinden.

Die Gründe, wieso bei Patienten mit einer Pilzinfektion des Magen-Darm-Trakts auch oft Migräne auftritt, konnten bislang noch nicht eindeutig erforscht werden.

Migräne

Gelenk- und Muskelschmerzen

Auch Gelenk- und Muskelschmerzen sind ein häufiges Begleitsymptom von Pilzinfektionen. Die Betroffenen werden besonders von Schmerzen in den Knie- oder Ellenbogengelenken geplagt. Auch Schmerzen der Rücken- und Nackenmuskulatur treten gehäuft auf.

Schmerzen in den Knie- und Ellenbogengelenken

Die genaue Ursache für diese Beschwerden konnte wissenschaftlich noch nicht abgeklärt werden. Möglicherweise sind Stoffwechselprodukte der Pilze die

Ursache. Auch wäre es möglich, daß die Reaktionen des Immunsystem gegen die Pilze die Auslöser für die Schmerzen darstellen. Auf die Zusammenhänge zwischen Gicht, Rheuma und Pilzerkrankungen wird im nächsten Kapitel noch ausführlich eingegangen.

Sexuelle Unlust

Es erscheint plausibel, daß sich Pilzinfektionen auch auf die sexuelle Aktivität auswirken. Eine verringerte allgemeine Leistungsschwäche macht sich natürlich auch in diesem Bereich bemerkbar, erst recht natürlich bei Personen, die darüber hinaus noch unter Hautläsionen am Unterleib leiden.

Harnwegsentzündungen

Ein weiteres Symptom, das auf eine Pilzinfektion hindeutet, sind chronische Entzündungen der ableitenden Harnwege.

Wenn erst einmal der Magen-Darm-Trakt mit Pilzen infiziert ist, steht einer Ausbreitung der Pilze in den ganzen Körper nicht mehr viel im Wege. Sie können leicht auf dem Blutweg aus dem Darm in andere Körperteile gelangen. Besonders Frauen sind aufgrund ihrer Anatomie gefährdet.

Frauen sind besonders gefährdet

Eine Übertragung von Pilzen aus dem Magen-Darm-Trakt in die ableitenden Harnwege und sogar in die Blase ist sehr häufig. Daher ist es bei ständig wiederkehrenden Vaginalmykosen besonders wichtig, auch die Pilze im Magen-Darm-Trakt zu behandeln. Eine alleinige Behandlung der Pilzinfektion der ableitenden Harnwege nützt nichts, da sogar schon beim Waschen eine Reinfektion durch die Pilze aus dem Magen-

Darm-Trakt erfolgen kann. Bei einem Befall des Darms oder der Vagina mit Pilzen ist es auch zu empfehlen, bei 90 Grad kochbare Baumwollunterwäsche zu tragen.

Vor allem bei Beschwerden der ableitenden Harnwege und der Blase, die durch eine antibakterielle Therapie nicht verschwinden, sollte überprüft werden, ob es sich bei den Auslösern wirklich um Bakterien oder vielleicht um Pilze handelt. Die Beschwerden, die durch Pilze hervorgerufen werden, sind den Beschwerden durch Bakterien ähnlich. Wenn also eine Antibiotikabehandlung gegen die Bakterien nicht hilft, sollte unbedingt eine Pilzdiagnostik durchgeführt werden. Daß eine Antibiotikatherapie im Gegenteil den Pilzen sogar nützt, wird im nächsten Kapitel noch ausführlicher diskutiert.

Bakterien oder Pilze?

Nahrungsmittelunverträglichkeiten

Bei vielen Patienten mit Mykosen des Magen-Darm-Trakts treten Nahrungsmittelunverträglichkeiten auf. Man nimmt an, daß eine erhöhte Durchlässigkeit der Darmwand den Durchtritt von bestimmten Nahrungsbestandteilen aus dem Darm in den Körper ermöglicht. Im Blutkreislauf verursachen diese Stoffe dann allergische Reaktionen.

Blähungskoliken und Windeldermatitis

Säuglinge und Kleinkinder sind besonders empfänglich für die Infektion mit Pilzen. In diesem Entwicklungsstadium sind bestimmte Funktionen des Immunsystems noch nicht voll einsatzfähig, so daß sich der Körper der Kinder nicht erfolgreich gegen die Pilze zur

Säuglinge und Kleinkinder sind besonders gefährdet

Wehr setzen kann. Pilzinfektionen bei Säuglingen und Kleinkindern ist daher eine noch größere Bedeutung und Aufmerksamkeit zuzuschreiben als bei Erwachsenen. Pilzarten und Keimzahlen, mit denen ein Erwachsener leicht fertig werden kann, können bei diesen Patienten schon einen großen Schaden anrichten.

Mütter sind die Hauptinfektionsquelle

Sowohl für das Neugeborene als auch für die Säuglinge sind die Mütter die Hauptinfektionsquelle. Während der Geburt werden die Kinder mit Pilzen aus der mütterlichen Vagina infiziert. Auch später infizieren sich Kinder normalerweise mit Pilzen aus der Mundhöhle der Mutter.

Blähungskoliken

Die Hauptsymptome, durch die sich bei Säuglingen und Kleinkindern Pilzinfektionen bemerkbar machen, sind Blähungskoliken. Sie werden wie bei den Erwachsenen durch die Gärungen im Darm ausgelöst.

Windeldermatitis

Ein weiteres Kardinalsymptom ist die *Windeldermatitis.* Darunter versteht man die durch Pilzinfektionen ausgelösten juckenden roten Hautausschläge im Bereich der Windel, oft in Form von schuppigen Bläschen.

Hyperkinetisches Syndrom

Das besonders bei Kindern auffällige *hyperkinetische Syndrom* ist auch häufig mit Pilzinfektionen assoziiert. Die Zusammenhänge sind bis heute allerdings unklar. Man weiß bisher nur, daß sich das hyperkinetische Syndrom durch eine erfolgreiche Behandlung von Pilzinfektionen drastisch verbessert.

Infektionen des Magen-Darm-Trakts mit Candida-Hefen führen in vielen Fällen zur einer Ausbreitung der Pilze auf die Haut. Abgesehen von einer Besiedlung im Bereich des Darmausgangs (s. o.) werden auch andere Stellen der Haut von Candida-Hefen befallen. Diese Hautläsionen, die eine Pilzbesiedlung des Magen-Darm-Trakts mit Candida-Hefen begleiten, werden als *Candidid* bezeichnet.

Candidid

Sie zeigen sich als rötliche, schuppige, aber auch mit

kleinen Bläschen besetzte juckende Hautstellen. Es treten aber auch Erscheinungen auf, die einer Akne oder Schuppenflechte (Psoriasis) ähneln.

Soor

Die Pilzinfektion macht sich oft auch im Mund- und Rachenraum der Patienten bemerkbar. Auf Zunge, Zahnfleisch und den Mundschleimhäuten befinden sich dann weißliche Beläge (medizinischer Fachausdruck: Soor), die sich weder durch Gurgeln noch durch Reiben entfernen lassen und dann sogar anfangen zu bluten.

Mund- und Rachenraum

Es ist einsehbar, daß eine Therapie des Magen-Darm-Trakts erfolglos bleiben muß, solange die ständige Möglichkeit einer Reinfektion durch Abschlucken dieser Pilze gegeben ist. Aber auch die Dermatophyten (Hautpilze) befallen die Haut.

Erhöhte Infektanfälligkeit

Schließlich sei noch auf das Auftreten einer erhöhten Infektanfälligkeit bei Patienten mit einer chronischen Pilzinfektion hingewiesen. Es ist anzunehmen, daß die durch die Pilzinfektion bewirkte andauernde Überlastung des Immunsystems zu einer Verringerung der Abwehrkräfte führt. Möglicherweise wirkt sich auch das von Pilzen gebildete Gift Canditoxin hemmend auf die Immunabwehr aus.

Überlastung des Immunsystems

Risikofaktoren und Infektionsquellen

Antibiotika

Etwa 500 nützliche Bakterienarten im Darm

Die gesunde Darmflora des Menschen besteht aus einer großen Anzahl von unschädlichen Bakterienarten. Man schätzt, daß der Darm von etwa 500 nützlichen Bakterienarten besiedelt wird.

Symbiose mit dem Menschen

Die Darmbakterien leben mit dem Menschen in einer Symbiose, denn sie erfüllen wichtige Funktionen. So sind sie z. B. für die Synthese wichtiger Vitamine verantwortlich.

Wenn sich der Mensch nun z. B. mit einer Lungenentzündung infiziert, werden in den meisten Fällen Antibiotika eingesetzt. Bei diesen Medikamenten handelt es sich um Substanzen, die von bestimmten Mikroorganismen produziert werden und andere Mikroorganismen abtöten.

Penicillin

1928 entdeckte der britische Bakteriologe Alexander Fleming, daß Schimmelpilze der Gattung Penicillium eine Substanz abgeben, die das Wachstum in der Nähe vorkommender Mikroorganismen verhindert. Nach der Entdeckung dieses 1. Antibiotikums, der später als *Penicillin* bezeichneten Substanz, wurden noch viele weitere antibiotisch wirksame Medikamente entwickelt. Ohne diese Substanzen würden jährlich unzählige Menschen sterben. Besonders in der Notfallmedizin ist der Einsatz von Antibiotika unerläßlich.

Nebenwirkungen

Aber sie haben in vielen Fällen auch Nebenwirkungen und schwächen unser Immunsystem. Es gibt eine eindeutige Verbindung zwischen der immer häufigeren Anwendung von Antibiotika und Kortison und der enormen Zunahme von Pilzerkrankungen.

> Es muß davor gewarnt werden, diese Arzneimittel übermäßig oder gedankenlos anzuwenden.

!

Antibiotika töten auch nützliche Bakterien

Wie der Name schon sagt, sind Antibiotika Arzneimittel, die lebende Bakterien abtöten. Sie töten jedoch nicht nur bakterielle Krankheitserreger, sondern auch die lebensnotwendigen Bakterien der Schleimhäute.
Natürlich sind bei einer intensiven Vereiterung der Mandeln Antibiotika ein Mittel der Wahl, jedoch werden gleichzeitig die nützlichen Darmbakterien abgetötet. Das ermöglicht den Pilzen eine massenhafte Vermehrung innerhalb von Stunden.
Einige Zeit ging man davon aus, daß sich die Darmflora automatisch wieder regenerieren würde. Leider ist dies oft nicht der Fall, und die Darmflora muß nach einer Antibiotikabehandlung wieder neu aufgebaut werden. Die Vernichtung der natürlichen Darmflora führt sonst dazu, daß die Pilze sich ungehindert ausbreiten können. Da sie jetzt keine Konkurrenten um die Lebensbedingungen mehr haben, sind sie in der Lage, alle Nahrungsstoffe im Darm für sich zu nutzen und sich in einer nahezu unglaublichen Geschwindigkeit zu vermehren. Auf diese Weise wird durch die Ausrottung der nützlichen Darmbakterien der ungehinderten Vermehrung der pathogenen Pilze Vorschub geleistet.

Die Darmflora muß nach einer Antibiotikatherapie neu aufgebaut werden

Vermehrung der Pilze

Kinder sind besonders empfindlich

Kinder sind vermutlich noch empfindlicher als Erwachsene, und die Antibiotikabehandlung macht ihnen noch mehr zu schaffen. Das gilt besonders, wenn Antibiotika in Serien kurz hintereinander bei Krankheiten eingesetzt werden, die immer wieder ausbrechen. Dadurch wird die gesunde Bakterienvielfalt abgetötet, und die Abwehrkräfte werden noch mehr geschwächt. Die noch verbleibenden Bakterien reichen nicht aus, um eine gesunde Bakterienflora wieder aufzubauen.

Befindet sich der Körper einmal in diesem Ungleichgewicht, so ist es sehr schwierig, aus eigenen Kräften wieder die Balance im Ökosystem Mensch zu erreichen. Es entstehen immer mehr Pilze, die wiederum durch ihre Giftstoffe (Mykotoxine) eine massive Immun- und Abwehrschwäche verursachen können.

Immun- und Abwehrschwäche

Es ist nicht zu übersehen, daß ohne Antibiotika viele Millionen Menschen an Infektionen sterben würden. Nur müssen diese Antibiotika sinnvoll eingesetzt werden, und Therapien zur Stärkung des Immunsystems müssen mehr Raum in der Medizin bekommen.

Sollte eine Antibiotikatherapie unausweichlich sein, dann ist es wichtig, die physiologische Darmflora im Auge zu behalten. Bei einer Schädigung der Darmflora sollte man Präparate zuführen, welche aus vermehrungsfähigen Laktobazillen und physiologisch vorkommende Escherichia-coli-Bakterien bestehen. Diese Bakterien sind so verkapselt, daß sie nicht vom Magensaft oder der Immunabwehr ausgeschaltet werden, bevor sie im Darm ankommen (z. B. Paidoflor, Symbioflor, Omniflora, Mutaflor).

Laktobazillen und Escherichia coli

Immunsuppressiva

Der Risikofaktor *immunsuppressive Therapie* soll gleich im Anschluß an das vorhergehende Kapitel behandelt werden, weil der Fall hier ähnlich wie bei den Antibiotika liegt. Auch bei der Therapie mit immunsuppressiven Substanzen zeigt sich, daß eine an sich sinnvolle Therapie schädliche Auswirkungen haben

Können schädliche Auswirkungen haben

kann. *Kortison* ist die Vorstufe des in der Nebennierenrinde gebildeten Hormons *Kortisol.* Diese Substanzen gehören zu der Stoffklasse der Glukokortikoide. Neben anderen wichtigen Wirkungen im Stoffwechsel hemmen diese beiden Substanzen Entzündungsreaktionen und die Wirkung von Histamin. Sie unterdrücken die Immunantwort des Körpers bei allergischen Reaktionen und bei Infektionen. Die Bildung von Antikörpern und Makrophagen wird verringert.

Kortison

Wirkungen

Überschießende Reaktionen des Immunsystems, die dem eigenen Körper schaden könnten, werden durch dieses Hormon gebremst.

Aufgrund dieser Effekte wird Kortison zur Behandlung von allergischen und rheumatischen Erkrankungen eingesetzt. Andererseits führt die erwünschte Reduzierung der Immunantwort jedoch auch dazu, daß die Abwehrmechanismen gegen eindringende Mikroorganismen, so auch gegen Pilze, verringert sind. Pilze können sich bei Patienten, die mit Kortisonderivaten behandelt werden, also leichter ansiedeln.

Abwehr gegen Pilze wird verringert

Von einer längeren Behandlung mit Kortison muß daher – auch weil dieses Medikament die Entstehung von Magen- und Darmgeschwüren begünstigt und den Knochenabbau fördert – abgeraten werden.

!

Zumindest sollte es zur Routine gehören, daß Patienten, die mit Kortisonpräparaten behandelt werden, regelmäßig auf eine Pilzinfektion untersucht werden. Denn eine Pilzinfektion würde das Grundleiden noch verschlimmern.

Kortisonpatienten sollten regelmäßig auf Pilzinfektionen untersucht werden

Zytostatika

Eine weitere Medikamentenklasse, die als Risikofaktor für Pilzinfektionen angesehen werden muß, sind Zytostatika. Diese Substanzen hemmen das Zellwachstum und die Zellteilung, indem sie in den Nukleinsäurestoffwechsel der Zellen eingreifen.

Hemmen das Zellwachstum und die Zellteilung

Zytostatika werden besonders zur medikamentösen Behandlung von Krebs eingesetzt. Abgesehen davon, daß sie die Vermehrung der Krebszellen stoppen, haben diese Substanzen aber auch sehr unerwünschte Nebenwirkungen. So hemmen sie auch die blutbildenden Zellen des Knochenmarks, und was bei unserer Problematik besonders wichtig ist: Die ständig notwendige Erneuerung der Zellen des Immunsystems wird verhindert. Das hat zur Folge, daß alle Personen, die mit Zytostatika behandelt werden, für Infektionen besonders anfällig sind. Bei diesen Personen können sich also auch Pilzinfektionen besonders leicht ausbreiten.

Werden bei Krebs eingesetzt

Zellneubildung des Immunsystems wird verhindert

Umweltgifte jeder Art

Die zunehmende Industrialisierung und der steigende Einsatz von schädlichen Chemikalien führen zu einem weiteren Risikofaktor, der Pilzinfektionen begünstigt. Es gibt eine Reihe von Umweltfaktoren, die zwar nicht direkt mit Pilzerkrankungen in Zusammenhang zu bringen sind, die aber dennoch an dieser Stelle nicht außer acht gelassen werden dürfen.

Industrialisierung und Chemikalien

Es handelt sich dabei um Umweltfaktoren, die sich negativ auf das Allgemeinbefinden des Menschen und auf die Funktionsfähigkeit des Immunsystems auswirken. Durch die Schwächung des Immunsystems werden Pilzinfektionen begünstigt.

Durch Schwächung des Immunsystems werden Pilzinfektionen begünstigt

Zu den chemischen Stoffen, die über die Nahrung oder über die Atemluft aufgenommen werden, gehören u. a. Arsen, Alkylphosphate, Benzol, Blei, Cadmium, Chlorphenole, DDT, Dioxine (die sog. Seveso-Gifte), Moschus-Xylol, polychlorierte Biphenyle, polyzyklische aromatische Kohlenwasserstoffe (PAK), Quecksilber, Trichlorethen usw.

Diese Substanzen lagern sich vor allem im Fettgewebe und in Gehirn, Nerven, Leber und Nieren ab. Sie führen u.a. zu Krebserkrankungen, Herzrhythmusstörungen, Lähmungen, Durchfall, Erbrechen, Leberschädigungen, Entzündungen und Unfruchtbarkeit.

Ausgelöste Krankheiten

Alle diese Substanzen haben über die genannten Symptome hinaus auch eine schwächende Wirkung auf das Immunsystem. Sind der Organismus und das Abwehrsystem erst einmal geschwächt, so können sie sich auch nicht mehr vollständig gegen eindringende pathogene Mikroorganismen wehren. Infektionen mit Pilzen oder Bakterien führen dann zu einer weiteren Schwächung des Organismus.

Quecksilber

Aus Amalgam-Zahnfüllungen kann giftiges Quecksilber in den Körper gelangen. Quecksilber reichert sich in Nieren, Gehirn und Nerven an und kann zu schweren Nerven- und Gehirnstörungen führen.

Elektrosmog

Die zunehmende Technisierung unserer Umgebung und die moderne Lebensweise haben zu einem immensen Anstieg der uns umgebenden elektromagnetischen Strahlung geführt. Man erkennt immer mehr, daß es eine Wechselwirkung zwischen der starken elektromagnetischen Umweltbelastung durch die elektrischen Geräte und den körpereigenen elektrischen Impulsen gibt.

Wechselwirkung

Die Erregungsleitung der Nerven und des Gehirns werden über elektrisch geladene Teilchen, die Ionen, vermittelt. Sie können durch elektrische Signale von außen überlagert, fehlgesteuert und gestört werden.

Krankheitssymptome

Dieses kann zu einer ganzen Reihe von Krankheitssymptomen führen, u.a. zu Kopfschmerzen, Schlaflosigkeit, Nervenerkrankungen, Zellveränderung und Krebs bis hin zu Gehirnfunktionsstörungen und psychischen Veränderungen.

Langzeitfolgen

Typische Langzeitfolgen, die von diesem Elektrostreß verursacht werden, sind Herzrhythmusstörungen, Allergien, Pilzinfektionen, Immunschwäche und Verhaltensstörungen.

Personen mit einem geschwächten Abwehrsystem

Wie deutlich geworden ist, sind auch Personen, die – aus welchen Gründen auch immer – über eine verringerte Abwehrkraft verfügen, für Pilzinfektionen besonders anfällig.

Alte Menschen und Säuglinge

Zu diesem besonders gefährdeten Personenkreis gehören auch alte Menschen und Säuglinge. Außerdem sind natürlich Menschen mit HIV-Infektionen, T-Zell-Defekten, Leukämie und anderen Krankheiten, die das Immunsystem schädigen, gefährdet, sich mit pathogenen Pilzen zu infizieren.

Organtransplantationen

Auch Personen die nach einer Organtransplantation Immunsuppressiva zur Verhinderung der Transplantatabstoßung erhalten, sind besonders für Pilzinfektionen anfällig.

Chronisch Kranke

Ferner ist bei Menschen, die unter chronischen Krankheiten (wie z.B. Diabetes, Rheuma, Gicht, Krebs) leiden, das Immunsystem ebenfalls geschwächt.

Mangel- und

Auch Mangel- und Fehlernährung hemmen das Abwehrsystem und führen zu einer verringerten Fähigkeit, mit eindringenden Pilzen fertig zu werden. Das gleiche gilt für Dauerstreß.

Zu den Risikogruppen gehören außerdem Personen, die keine ausreichende Körperhygiene praktizieren. Auch Drogen- und Alkoholabhängige sind besonders gefährdet, da bei diesen Personen oft mehrere Risikofaktoren gleichzeitig zutreffen.

Mangelnde Körperhygiene

Nicht nur bei häufigen Rezidiven – d. h., wenn die Therapie bei einem Betroffenen einfach nicht anschlägt und nur zeitweise Erfolge erzielt – sollte der Partner unbedingt mit in die Anamnese einbezogen werden. Die gegenseitige Ansteckung erfolgt nicht nur durch Intimkontakte, sondern ist sogar schon bei der gemeinsamen Benutzung von Geschirr möglich.

Einbeziehung des Partners

Infektionsquellen

Auch Haustiere können eine Infektionsquelle für Pilzkrankheiten darstellen. Hunde und Katzen können Hefepilze übertragen, während man sich bei verschiedenen Vogelarten eher mit Aspergilluspilzen anstecken kann. Der Umgang mit Haustieren sollte daher gewisse hygienische Verhaltensregeln umfassen, die eine Ansteckungsgefahr von vornherein ausschalten.

Haustiere können eine Infektionsquelle für Pilzkrankheiten sein

Ein besonders erhöhtes Ansteckungsrisiko für Pilzinfektionen besteht auch an Orten, die von vielen Menschen frequentiert werden und in denen günstige Lebensbedingungen für Pilze herrschen. Vor allem in der Sauna, in Hotels, in öffentlichen Schwimmbädern und in Krankenhäusern besteht ein erhöhtes Infektionsrisiko.

Sauna und Schwimmbäder

Sowohl Kleidungsstücke, die zu eng sind oder bei denen das Material für einen Wärmestau und feuchtes,

Enge Kleidung und Schuhe

warmes Milieu sorgt, als auch zu enge Schuhe (Druckstellen) können die Ausbreitung von Pilzinfektionen fördern.

Zahnbürsten und Handtücher

Auch andere potentielle Infektionsquellen, wie Zahnbürsten, Zahnprothesen und Handtücher, sollten nicht übersehen werden. Zahnprothesen und Zahnfüllungen aus Kunststoff sind gefährlich, da sie einen idealen Nährboden für Pilze bilden. Pilze sind nämlich in der Lage, teilweise sogar Kunststoffe in Zucker umzuwandeln.

Im Mund bilden Pilze oft Nester zwischen den Zähnen. Diese müssen natürlich auch bekämpft werden.

Kefir

Sogar selbst angesetzte Kefirkulturen können ein Infektionsrisiko darstellen.

Kleinkindbereich

Besonders im Kleinkindbereich sollte man äußerste Vorsicht an den Tag legen. Schnuller, Spielzeug und Geschirr, die von Mutter und Kind gemeinsam benutzt werden, sind mögliche Infektionsquellen.

Ernährung

Zuckerreiche Ernährung

Einer der wichtigsten Faktoren, die eine Pilzinfektion begünstigen, ist eine zuckerreiche Ernährung. Die Pilze, die den Magen-Darm-Trakt besiedeln, gedeihen am besten, wenn ihr Wirtsorganismus Einfachzucker in großen Mengen zu sich nimmt. Wenn die Ernährung des Menschen zusätzlich ballaststoffarm ist, wird die Passagezeit der Nahrung verringert.

Eine ballaststoffreiche Kost sorgt außerdem für einen mechanischen Abrieb der Pilznester im Darm.

Kohlenhydratarme und ballaststoffreiche Kost

Nach den neuesten Erkenntnissen sollte die Anti-Pilz-Diät nicht zu streng gehandhabt werden (siehe Seite 81). Sie sollte kohlenhydratarm und ballaststoffreich sein.

Nicht völlig auf Kohlenhydrate verzichten

Ein völliger Verzicht auf Kohlenhydrate könnte sogar dazu führen, daß die Pilze sich auf der Suche nach Nahrungsquellen vom Darm aus in andere Organe ausbreiten, in denen sie einen noch größeren Schaden anrichten. Im Therapieteil des Buches wird noch ausführlicher auf diese Thematik eingegangen (siehe ab Seite 82).

> **Wichtig:** wenig oder kein Zucker – egal, in welcher Form – und viele Ballaststoffe, wie Gemüse, Obst, Salate.

Antibabypille, Schwangerschaft

Sowohl die Antibabypille als auch eine Schwangerschaft stellen ein erhöhtes Risiko für das Auftreten einer Pilzinfektion dar. Wie das in der Antibabypille enthaltene Hormon Östrogen die Infektionsgefahr durch Pilze erhöht, ist bislang nicht genau bekannt. Auch der Östrogengehalt im Blut von schwangeren Frauen ist erhöht.

Erhöhte Risiken für Pilzinfektionen

Östrogen

Ein Grund für die erhöhte Infektionsrate während der Schwangerschaft könnte aber auch der erhöhte Glykogengehalt im Blut der Schwangeren sein (Anstieg des Blutzuckers). Dadurch erhalten die pathogenen Pilze eine weitere Möglichkeit der Nahrungsbeschaffung.

Erhöhter Glykogengehalt

Es gibt Untersuchungen, die zeigen, daß ungefähr 30% aller schwangeren Frauen mit Pilzen infiziert sind. Zwei Drittel davon übertragen die Pilze während der Geburt auf das Kind. Durch eine sorgfältige Diagnose und Anti-Pilz-Behandlung der betroffenen Frauen vor der Geburt ließe sich eine Gefährdung des Säuglings auf unter 10% verringern.

Etwa 30% aller Schwangeren sind mit Pilzen infiziert

Säuglinge und Kleinkinder sind durch pathogene Pilze besonders gefährdet, da ihr Immunsystem noch nicht

Säuglinge und Kleinkinder sind besonders gefährdet

voll arbeitsfähig ist. Bei Kleinkindern kann es durch einen Pilzbefall zur Windeldermatitis kommen. Auch zeigen sich bei Kindern Pilzinfektionen im Mund-

Soor

Rachen-Raum oft durch weißliche Beläge, den *Soor.*

Der Darm und seine Verseuchung mit Pilzen

»Der Tod sitzt im Darm« lautet ein altes Sprichwort, dessen Aussage sich in bezug auf Darmmykosen erneut bestätigt.

Der Tod sitzt im Darm

Wenn der Darm krank ist, ist auch der Mensch krank. Der gesunde Körper braucht eine gesunde Darmflora. Der Mensch hat rund 10mal mehr Bakterien in seinem Darm als Körperzellen. Die Oberfläche des Darms beträgt etwa 200 m^2, und das Darmlumen ist mit etwa 10^{14} Keimen besiedelt. Über 400 verschiedene Keimarten des Darms sind bekannt.

Ein gesunder Körper braucht eine gesunde Darmflora

Die Darmflora (Mikroflora) übt eine Reihe von Funktionen aus, die von großer Bedeutung sind. So bildet sie z. B. eine Schutzbarriere gegen die Ansiedlung pathogener Erreger und schützt die Darmwand vor einer Überwucherung durch pathogene Mikroorganismen. Die Darmsymbionten sind für Stoffwechselleistungen, Enzymaktivitäten und die Synthese von Vitaminen (Vitamin K, B_{12}, Folsäure, Riboflavin) verantwortlich. Schließlich ist die Darmflora am Immunsystem beteiligt, wodurch eine Steigerung der Abwehrbereitschaft bewirkt wird.

Funktionen der Darmflora

Störungen der Darmflora können durch äußere Einflüsse verursacht werden, wie z. B. Antibiotika, Kortison, Kontrazeptiva (Pille), Antazida (Entsäuerungsmittel) oder Medikamente sowie immunsuppressive Behandlungen (Rheuma). Auch funktionelle Störungen, wie chronische Verstopfung, können für eine Störung der Darmflora verantwortlich sein.

Störungen der Darmflora

Weitere mögliche Ursachen sind z. B. auch chronisch

entzündliche Darmerkrankungen (Colitis ulcerosa, Morbus Crohn), anatomische Ursachen wie Darmverengungen, infektiöse Darmerkrankungen, Umwelteinflüsse, Nahrungsgifte, Fehlernährung, Schwermetalle, Pestizide, Chemikalien, Farb- und Konservierungsmittel, Aflatoxine und Immundefekte (Autoimmunerkrankungen). Die Liste erhebt keinen Anspruch auf Vollständigkeit, jedoch sind die wichtigsten Ursachen, die die Darmflora zerstören können, aufgeführt.

Antibiotika schädigen die Darmflora

Antibiotika schädigen die Darmsymbionten und führen zu einem Verlust der mikrobiellen Barrierefunktion. Pathogene Keime können sich nun ungehindert ansiedeln und vermehren. Besonders Pilze finden hier einen ausgezeichneten Nährboden.

Kortison

Auch andere Medikamente (wie Kortisonpräparate) können durch Schleimhautveränderungen eine Zerstörung der Darmflora begünstigen, und damit steht einer Fremdbesiedlung nichts mehr im Wege.

Infektionen des Magen-Darm-Trakts durch Bakterien, Viren, Pilze und Hefen führen weltweit zu den häufigsten Krankheitsbildern des Magen-Darm-Trakts.

Anstieg der Darmmykosen

In den letzten 20 Jahren ist besonders ein starker Anstieg der Darmmykosen zu verzeichnen. Dabei handelte es sich in den meisten Fällen um eine übermäßige Besiedlung mit Candida albicans. Diese Hefepilzart läßt sich auch heute bei 80% aller Frauen in der Vaginalschleimhaut nachweisen.

Fuselöle und Fuselalkohole

Pathogene Hefepilzarten produzieren im Darm auch eine Reihe von giftigen Substanzen, wie z. B. Fuselöle und Fuselalkohole. Durch die Produktion der toxischen Alkohole wird das Darmmilieu verändert, und dadurch kann wiederum die Produktion giftiger Stoffwechselprodukte gefährdet werden.

Auch bei anderen Krankheiten (Übergewicht in Verbindung mit einer Fettleberbildung) können Pilze beteiligt sein.

Man kann davon ausgehen, daß pilzbedingte Lebererkrankungen in enger Verbindung mit der Zivilisationskrankheit Fettleber stehen. Fett lagert sich vermehrt in das Lebergewebe ein, und die Arbeit der Leber wird verändert. Selbst bei Kindern finden wir schon Fettlebern durch übermäßigen Zuckerkonsum. Alkohol aber ist und bleibt der Auslöser Nr. 1. Es kommt bei einer Schädigung dann zu einem verlangsamten Alkoholabbau. Parallel dazu können andere Giftstoffe im Körper nicht genügend abgebaut werden und können so zu schlimmen Vergiftungserscheinungen beitragen. Bei Patienten mit veränderten Leberwerten, die keinen Alkoholabusus haben, sollte aus diesen Gründen immer nach einem Pilzbefall gesucht werden.

Fettleber

Leberkranke sind auf Grund ihrer Entgiftungs- und Abwehrschwäche besonders pilzgefährdet, und eine Pilzdiagnostik sollte zu jeder Untersuchung gehören.

Leberkranke sind besonders pilzgefährdet

Der Darm ist für Pilze deswegen ein idealer Standort, da sie zum Leben keinen Sauerstoff brauchen und in dem Nahrungsbrei – besonders bei unserer übermäßigen Zuckerernährung – immer eine Nahrungsquelle finden.

Pilze finden im Darm immer Nahrung

Die Pilze bedienen sich wichtiger Nährstoffe und nehmen dem Körper auch wichtige Mineralstoffe. Da der Darm kein glattes Rohr ist, gibt es in den Darmzotten idealen Unterschlupf für Pilze. Sie leben im Dünn- und Dickdarm und kommen bei einem größeren Befall sogar bis zum Darmausgang und verursachen hier Jucken, Brennen und oftmals ein Ekzem.

Pilze nehmen dem Körper wichtige Mineralstoffe

Pilzgifte greifen den Körper an

Pilze profitieren von der modernen Ernährung

Ohne Zweifel bildet die falsche, sogenannte moderne Ernährung (Fast food) einen idealen Nährboden für Pilze. Sie ernähren sich nämlich von Einfach- und Zweifachzuckern, Fruchtmalz und Mehrfachzuckern (Weißmehl).

Explosionsartige Vermehrung

Wenn man dann noch viel Limonade trinkt und Süßigkeiten ißt, vermehren sich Hefepilze explosionsartig. Einige Arten können sich unter idealen Bedingungen alle 20 Minuten verdoppeln. Das bedeutet, daß aus einer einzigen Pilzspore über Nacht 8 Millionen Pilze heranwachsen, die den Körper auf verschiedene Weise schädigen.

Der Körper wird vergiftet

Sie entziehen dem Nahrungsbrei im Darm wichtige Substanzen, produzieren schädliche Stoffwechselprodukte und vergiften damit den Körper immer mehr. Daraus ist ersichtlich, wie schnell eine Pilzerkrankung in die normalen Lebensvorgänge eines Organismus eingreifen und den Wirtsorganismus erheblich schädigen kann. Glücklicherweise sind die wenigsten Pilzinfektionen tödlich, aber sie können den Körper auszehren.

Mykotoxine

Alkohol ist das bekannteste Pilzgift

Die Giftstoffe, die von Pilzen produziert werden, nennt man *Mykotoxine*. Das bekannteste Mykotoxin ist der Alkohol. Ähnlich wie bei der Vergärung der Weintrauben zu Wein, bilden Hefepilze im Darm

Alkohole. Sie versuchen damit, andere Viren und Bakterien abzutöten und ihren Standort im Darm zu sichern.

Ein bekanntes, von Schimmelpilzen gebildetes Mykotoxin ist das Aflatoxin. Nach heutigen Erkenntnissen gibt es 400 andere Pilzgifte, und die Wissenschaft dürfte in Zukunft noch viele bisher unbekannte Mykotoxine entdecken.

Aflatoxin

Die Schwierigkeit der Erforschung der Mykotoxine besteht darin, daß man sehr genaue, kostspielige und aufwendige Meßverfahren benötigt, um die oft geringen Mengen an Pilzgiften zu erforschen. Der gleiche Umstand erschwert die Erforschung der durch Mykotoxine verursachten Langzeitschäden.

Schwierigkeit der Erforschung der Mykotoxine

Oft stecken Mykotoxine in unseren Lebensmitteln und werden nicht erkannt.

Besonders problematisch sind die krankmachenden Mykotoxine, die von Pilzen in unserem Körper gebildet werden.

Die Gefährlichkeit von Pilzgiften kann man auch an dem bereits erwähnten Beispiel aus England erkennen, bei dem Truthähne, Wachteln und Enten an einer Aflatoxinvergiftung starben.

Die chemische Struktur der verschiedenen Mykotoxine ist genauso unterschiedlich wie die Wirkungsweise auf den Menschen. Sie sind oft extrem hitzestabil. Selbst durch die Behandlung mit Säuren oder durch Kochen können sie oft nicht zerstört werden.

Unterschiedliche chemische Strukturen

Pilzinfektionen und chronische Krankheiten

Diabetes mellitus

Menschen, die unter Zuckerkrankheit leiden, sind aus mehreren Gründen besonders gefährdet, an einer Pilzinfektion zu erkranken.

Das Immunsystem von Diabetikern ist eingeschränkt

Das Immunsystem von Diabetikern funktioniert nicht so effektiv wie das von Gesunden. Besonders die Granulozyten und die Makrophagen, beides wichtige Zellen des Immunsystems, können aufgrund eines Funktionsverlusts nicht mehr so vehement gegen die eingedrungenen Pilzzellen vorgehen.

Verringerte Durchblutung der äußeren Regionen

Außerdem gehört es zum Krankheitsbild des Diabetikers, daß die Durchblutung in den äußeren Regionen verringert ist. Das führt einerseits dazu, daß das dortige Gewebe geschädigt und so die Schutzfunktion der Haut und Schleimhaut gegen eindringende Krankheitserreger verringert ist. Andererseits führen die Durchblutungsstörungen auch dazu, daß die Abwehrzellen des Immunsystems weder schnell genug noch in ausreichender Menge an ihren Einsatzort gelangen.

Erhöhter Zuckergehalt im Blut

Ein weiteres Problem ist der erhöhte Zuckergehalt im Blut und im Gewebe der Diabetiker. Die Pilze sind daher optimal mit ihrer Hauptnahrungsquelle versorgt. Besonders der Mund-Rachen-Raum von Diabetikern ist häufig von Pilzen besiedelt. Von dort gelangen sie – ungehindert durch die geschwächte Immunabwehr – in den Darm und in andere Organe.

Bei Diabetikern sollte daher einer möglichen Pilzinfektion unbedingt erhöhte Aufmerksamkeit geschenkt werden. Die Untersuchung auf Pilzinfektionen des Magen-Darm-Trakts sollte bei Diabetikern zur regelmäßigen Routine werden. Durch eine erfolgreiche Anti-Pilz-Therapie verbessern sich auch oft die diabetesspezifischen Krankheitssymptome. Außerdem ist der Blutzuckerspiegel kalkulierbarer, wenn er nicht zusätzlich noch durch die Aktivitäten der Pilze, die sich ja auch von Zucker ernähren, durcheinandergebracht wird. So kann dem Diabetiker zweifach durch eine erfolgreiche Anti-Pilz-Therapie geholfen werden.

Regelmäßige Untersuchung auf Pilzinfektionen ist wichtig

Anti-Pilz-Therapie verbessert auch den Diabetes

Uveitis

Auch was die Uveitis, eine Augenerkrankung, betrifft, gibt es Hinweise darauf, daß bei dieser Erkrankung ein Zusammenhang mit Pilzinfektionen zu sehen ist. Bei einem Teil der an Uveitis erkrankten Patienten wurde festgestellt, daß sie überhöhte Werte von Candida-Antigenen aufwiesen. Möglicherweise führen Kreuzreaktionen zwischen Candida-Antigenen und körpereigenen Zellen zu einer Entgleisung der Immunreaktionen. Die gegen den eigenen Organismus gerichteten Autoantikörper würden nach dieser Hypothese zu einer Entzündung der Regenbogenhaut führen.

Überhöhte Werte von Candida-Antigenen

Auch wenn die Genese dieser Erkrankung noch nicht als gesichert angesehen werden kann, so sollte doch jeder Uveitis-Patient auf eine Pilzinfektion hin untersucht und gegebenenfalls dagegen behandelt werden. Da diese Patienten mit Steroiden behandelt werden müssen, die zu einer Verschlechterung der Pilzsituation führen, sollten alle Uveitis-Patienten vor Einsetzen

Jeder Uveitis-Patient sollte auf Pilzinfektionen untersucht werden der Steroidbehandlung vorher erfolgreich gegen Pilze behandelt worden sein.

Psoriasis

Eine der häufigsten Hautkrankheiten

Die Psoriasis oder *Schuppenflechte* ist eine der häufigsten Hautkrankheiten. Die Krankheitsursachen sind bislang noch nicht eindeutig geklärt.
Entwicklung und Verlauf der Psoriasis werden teilweise durch die Erbanlagen vorherbestimmt. Zu den Umweltfaktoren, die den schubweisen Verlauf dieser Krankheit verschlechtern, gehören wahrscheinlich auch Pilzinfektionen des Magen-Darm-Trakts.

Regelmäßige Pilzuntersuchung

Obwohl die Zusammenhänge noch nicht endgültig gesichert sind, sollte ein Erkrankter routinemäßig gegen Pilzinfektionen des Magen-Darm-Trakts behandelt werden. Dadurch können sich die gesundheitliche Situation und der Krankheitsverlauf möglicherweise deutlich verbessern.

Neurodermitis

Bei der Neurodermitis handelt es sich um das sogenannte *endogene Ekzem*, d.h. eine Hauterkrankung, die ihre Ursachen in einer Stoffwechselstörung hat. Auch bei der Neurodermitis konnte die Ursache bisher nicht eindeutig geklärt werden.
Aus naturheilkundlicher Sicht entstehen Giftstoffe im Stoffwechselgeschehen, die der Körper über Nieren, Leber und Darm nicht ausleiten kann, daher benutzt

er die Haut als Entgiftungsorgan. Dieser Erkrankung ist eine schuppende, rötende, entzündete Haut eigen; es kommt zu permanenten Entzündungsreaktionen. Die Tatsache, daß sich im Blut von Neurodermitikern oftmals überhöhte Mengen von Immunglobulinen nachweisen lassen, unterstützt die Theorie, daß bei der Neurodermitis allergische Reaktionen ablaufen. Man geht mittlerweile davon aus, daß es sich bei der Neurodermitis um eine Fehlsteuerung des Immunsystems handelt. Diese fehlgeleiteten Immunreaktionen führen auch dazu, daß Neurodermitiker eindringende Pilzzellen nur unzureichend bekämpfen können.

Haut dient als Entgiftungsorgan

Allergische Reaktionen

Fehlsteuerung des Immunsystems

Darüber hinaus wird die Situation von Neurodermitis-Patienten noch dadurch erschwert, daß gegen die Hautreaktionen oft noch Kortikoide verschrieben werden.

Bei dieser Krankheit gilt ebenfalls: Eine Anti-Pilz-Therapie führt auch zu einer Verbesserung der Neurodermitis, sofern Pilze nachgewiesen wurden.

Anti-Pilz-Therapie führt auch zur Verbesserung der Neurodermitis

Der Zusammenhang zwischen Pilzinfektionen und Neurodermitis wird durch die Tatsache gestützt, daß bei außerordentlich vielen Neurodermitikern ein Befall des Darms mit pathogenen Bakterien und Pilzen festgestellt wurde. Das könnte nach Ansicht mancher Wissenschaftler dazu führen, daß mehr Nahrungsbestandteile als normal vom Darm in das Blutsystem übertreten. Daraufhin bildet der Körper Antikörper gegen die Nahrungsbestandteile; wird das Nahrungsmittel erneut aufgenommen, kommt es zu einer allergischen Reaktion, z.B. Hautverschlechterung durch Milch. Nach dieser Theorie handelt es sich bei der Neurodermitis um eine allergische Reaktion auf bestimmte Lebensmittel. Sie wird durch die Tatsache unterstützt, daß sich die Neurodermitis durch bestimmte Diäten verbessern läßt.

Viele Neurodermitiker haben pathogene Pilze im Darm

Seborrhoisches Ekzem

Schuppen

Das seborrhoische Ekzem (oder einfacher gesagt: Schuppen) wird wahrscheinlich auch durch einen Pilz hervorgerufen. Die Personen, die über Kopfschuppen klagen, haben auch oft entzündete, schorfige Stellen auf der Kopfhaut. Aus den befallenen Hautpartien konnten Wissenschaftler die Pilzart *Pityrosprorum ovale* isolieren. Der Nachweis dieses Pilzes ist jedoch sehr schwierig.

Auch Pilze in Mund, Rachen, Magen und Darm

Ferner ist bekannt, daß viele Patienten, die an Schuppen leiden, auch einen Pilzbefall des Mund-Rachen-Raums und des Magen-Darm-Trakts aufweisen.

Kopfschuppen lassen sich durch spezielle Haarwaschmittel und Salben behandeln. Interessanterweise verringert sich das seborrhoische Ekzem oft auch, wenn die befallenen Patienten gegen die Pilze im Mund- und Rachenraum und im Magen-Darm-Trakt behandelt werden.

Rheuma

Ähnliche Krankheitsbilder

Unter dem Überbegriff *rheumatische Erkrankung* faßt man heutzutage eine sehr große Zahl von ähnlichen Krankheitsbildern zusammen, die sich alle dadurch auszeichnen, daß bei den Betroffenen ein Organ oder Körperteil dauerhaft schmerzhaft entzündet ist. Etwa 1–3% der Bevölkerung leiden an chronischem Rheumatismus.

Die Ursachen für die schmerzhaften Entzündungsreaktionen sind heute noch nicht mit absoluter Sicherheit geklärt. Man nimmt jedoch an, daß es sich bei den rheumatischen Erkrankungen um die Folgen von Immunreaktionen handelt, die gegen den eigenen Körper gerichtet sind (Autoimmunkrankheiten). Sie könnten möglicherweise dadurch ausgelöst sein, daß Antikörper, die gegen eingedrungene Bakterien und Pilze gebildet wurden und bestimmte Strukturen an der Oberfläche dieser Zellen erkennen, auch gegen körpereigene Zellen kämpfen, deren Oberflächenstrukturen denen der Pilze und Bakterien gewissermaßen zufällig ähnelt. Diese Antikörper können also *fremd* und *körpereigen* nicht unterscheiden und bekämpfen sowohl die eingedrungenen Keime als auch bestimmte Zellen des eigenen Körpers.

Folgen von Immunreaktionen gegen den eigenen Körper

Gicht

Bei der Gicht, an der ungefähr 1–2% der Bundesbürger leiden, handelt es sich um eine Stoffwechselkrankheit, die durch eine verminderte Ausscheidung von Harnsäure bedingt ist. Die Harnsäure lagert sich in den Sehnen und Gelenken ab und führt so zu entzündlichen, schmerzhaften Beschwerden in den betroffenen Körperteilen.

Verminderte Ausscheidung von Harnsäure

Zwar gibt es keinen direkten Zusammenhang zwischen Gicht und Pilzinfektionen, doch leiden Gichtkranke oft auch an diesen. Das durch die Gichterkrankung geschwächte Immunsystem erleichtert den Pilzen das Eindringen in den Wirtsorganismus. Wenn die Betroffenen zusätzlich noch mit Kortisonpräparaten behandelt werden, wird die Ausbreitung der Pilze begünstigt.

Gichtkranke leiden oft an Pilzinfektionen

Nach einer erfolgreichen Pilzbehandlung verbessert sich auch oft die Grunderkrankung Gicht. Auch

Anti-Pilz-Therapie verbessert auch die Gicht

Gichtpatienten sollten sich daher einer Pilzdiagnostik und -behandlung unterziehen.

Fettstoffwechselstörungen

Senkt den Cholesterinspiegel

Es ist bekannt, daß Patienten mit einem zu hohen Blutfettspiegel auch oft unter Darmpilzen leiden. Bekämpft man die Pilze erfolgreich, so geht auch häufig der Cholesterinspiegel zurück.
Manche Wissenschaftler vermuten im Gegensatz dazu, daß ein hoher Blutfettspiegel einen Schutz gegen Pilze darstellt. Unterstützt wird diese Theorie durch die Tatsache, daß Pilze auf einem Nährboden, der viel Cholesterin enthält, schlecht wachsen.
Eine andere Theorie besagt, daß Cholesterin dazu dient, schädliche Stoffwechselprodukte der Pilze, die Mykotoxine, zu neutralisieren. Patienten, die unter einem hohen Cholesterinspiegel leiden, obwohl sie sich diszipliniert cholesterinarm ernähren, sollten sich auf eine Pilzinfektion untersuchen lassen.

Chronische Darmerkrankungen

Mögliche Zusammenhänge mit Pilzinfektionen

Auch bei bestimmten Darmerkrankungen (z. B. Colitis ulcerosa, Morbus Crohn) bestehen möglicherweise Zusammenhänge mit Pilzinfektionen. Patienten, die unter diesen Darmerkrankungen leiden, sollten sich auf Pilze untersuchen lassen. Bei diesen Patienten muß nach einem Pilznachweis verstärkt die Pilzsituation behandelt werden.

Pilzerkrankungen und Allergien

Pilzerkrankungen können auch über den Weg der Allergieauslösung für Krankheitserscheinungen verantwortlich sein. Besonders die Hefeart *Candida albicans,* aber auch andere krankmachende Pilze, führen zu Symptomen, indem sie in ihrem Wirtsorganismus, dem Menschen, allergische Reaktionen auslösen.

Candida albicans

Diese allergischen Reaktionen zeigen sich in erster Linie als Hautreaktionen. Allergische Reaktionen der Haut gegen Candida-Hefepilze bezeichnet man auch als *Candidide* oder *Levuride.* Mögliche Erscheinungsformen sind Exantheme (Hautausschlag), Pruritus (Juckreiz), Erytheme (Hautrötung), Ekzeme und Urtikaria (Nesselsucht).

Allergische Reaktionen der Haut gegen Candida

Candidide oder Levuride

Die chronische Urtikaria und das Erythema anulare centrifugum Darier (eine bestimmte Form der Hautrötung), die sich durch rötliche runde Herde mit innenständiger Schuppenkrause zeigen, sind möglicherweise durch eine allergische Reaktion gegen eine Besiedlung des Magen-Darm-Trakts mit Hefepilzen bedingt.

Urtikaria

Auch in den Atemwegen können sich Pilze breitmachen. Zu den besonders gefährdeten Personengruppen gehören Asthmatiker und Menschen mit einer chronischen Bronchitis. Durch die Vorschädigung der Atemwege dieser Personen haben die Pilze es leichter, sich auszubreiten. Eine Therapie mit Kortison, einem häufig verwandten Asthmamittel, führt durch die Hemmung des Immunsystems erst recht zu einem Gedeihen der Pilze.

Asthmatiker sind besonders gefährdet

Nahrungsmittelallergien

Einer der wichtigsten Aufenthaltsorte für pathogene Pilze ist der Darm. Pilze setzen sich an der Darmwand fest und können so von dem sie umgebenden Speisebrei partizipieren. Mit der Nahrung werden auch viele schädliche Bestandteile aufgenommen, die jedoch nicht durch die Darmwand in das Blutgefäßsystem gelangen dürfen. Hochspezialisierte Abwehrstoffe, die Immunglobuline, erkennen die schädlichen Bakterien oder Pilze und filtern sie heraus.

Pilze können die Immunabwehrstoffe aufspalten

Pilze besitzen jedoch die Fähigkeit, diese Immunabwehrstoffe chemisch aufzuspalten. Sie können sich also trotz der Immunabwehr des Körpers auf der Darmwand ansiedeln.

Entstehung der allergischen Reaktionen

Allergische Reaktionen entstehen dadurch, daß Pilze im Darm offenbar dazu führen, daß die Darmwand für bestimmte Stoffe durchlässiger wird. So gelangen Substanzen in den Körper, die dort nicht hingehören und daher zu einer Immunreaktion führen, die darin besteht, daß Antikörper gegen harmlose Nahrungsbestandteile gebildet werden. Wenn diese Nahrungsbestandteile weiterhin aufgenommen werden, kommt es zu Antigen-Antikörper-Reaktionen und zur Freisetzung von Histamin und anderen Substanzen.

Es können auch allergische Reaktionen gegen unschädliche Hefepilze auftreten

Aufgrund der Ähnlichkeit von krankmachenden Hefepilzen und harmlosen Hefen, wie der in Bäckereien und für das Bierbrauen verwendeten, kann es auch zu allergischen Reaktionen gegen die unschädlichen Hefepilze kommen. Das Immunabwehrsystem reagiert dann gegen bestimmte Strukturen der Zellmembran von Hefen, die sowohl bei den unschädlichen als auch bei den krankmachenden Hefen vorkommen. Das Immunsystem kann also nicht zwischen gesunden und schädlichen unterscheiden, so daß auch die harmlosen

Hefen zu allergischen Reaktionen führen. Es ist für die Betroffenen dann unausweichlich, auch Lebensmittel, die mit unschädlichen Hefen hergestellt wurden, vom Speiseplan zu streichen.

Diagnostik

Labordiagnostik

Zunächst gründliche Anamnese

Bevor mit der eigentlichen Diagnostik begonnen wird, sollte zuerst eine gründliche Anamnese erfolgen. Dazu gehört auch der Blick auf Hautveränderungen. Der Mund- und Rachenraum, die sichtbaren Schleimhäute, Nägel und Kopfhaut müssen einer gründlichen Untersuchung unterzogen werden.

Probenentnahme

Der Nachweis von Pilzinfektionen geschieht nach folgendem Prinzip: Man entnimmt Proben von Stellen, die einen Pilzverdacht ergeben haben (z. B. Rachenabstrich, Stuhl, Nägel, Hautteile), und gibt diese in Petrischalen, die mit einem speziellen Nährboden gefüllt sind. Dann wartet man. Da Pilze unter günstigen Lebensbedingungen außerordentlich schnell wachsen, reicht es schon aus, wenn nur ganz geringe Mengen von infiziertem Material vorhanden sind. Nach einiger Zeit ist der Nährboden von einem Pilzrasen überwachsen, aus dem der Kundige erkennen kann, um welche Pilzart es sich handelt.

Untersuchungen in einem Speziallabor

Da umfangreiche Erfahrungen für die Bestimmung der Pilzarten nötig sind, sollte der Therapeut den Pilznachweis von einem Speziallabor durchführen lassen. Es würde den Rahmen dieses Buches sprengen, die genauen Unterscheidungskriterien der einzelnen Pilzarten aufzuführen. Es sei an dieser Stelle nur auf die Methoden der Probenentnahme eingegangen. Hierbei müssen unbedingt einige Verhaltensregeln beachtet

werden, um eine falsche Probenentnahme auszuschließen. Dies würde dazu führen, daß die Probe fälschlicherweise als negativ beurteilt wird, obwohl eine Pilzinfektion vorliegt.
Auch beim Versand der Proben an ein Speziallabor müssen bestimmte Vorsichtsmaßnahmen beachtet werden, damit ein Pilznachweis möglich ist. Heutzutage kommt man jedoch immer mehr davon ab, aufgrund der Keimzahl auf die Pathogenität der Pilzinfektion zu schließen.

Fadenbildung ist Anzeichen für die Gefährlichkeit der Pilzinfektion

Ein Anzeichen für die Gefährlichkeit der Pilzinfektion ist auch die oben schon beschriebene Fadenbildung. In aeroben Gebieten, wie Mund, Magen-Darm-Trakt und Vagina, kann der Pilz bereits eine Stunde nach dem Eindringen Fäden bilden. Die Fadenbildung wird noch verstärkt durch eine kohlenhydratfreie Ernährung.

Unterzuckerung

Der Pilz dringt durch den Darm in die Blutbahn ein. Da er sich dann vom Blutzucker ernährt, kommt es zu einer Unterzuckerung. Dies könnte ebenfalls ein diagnostischer Hinweis auf einen Pilzbefall sein.

Sekretorische Aspartat-Protease

Am Ende der Fadenbildung entstehen Enzymsysteme. Ein wichtiges Enzym, die *sekretorische Aspartat-Protease* (SAP), ist ein Nachweis für die schädigende Wirkung eines Pilzes. Wird bei einem Pilznachweis auch SAP gefunden, so muß unbedingt gehandelt werden. Aus diesem Grund lassen wir in unserer Praxis alle Untersuchungen in einem darmbakteriologischen Speziallabor untersuchen.

Stuhlprobe

Obwohl ein heikles Thema, ist die Stuhlprobe der beste Nachweis für Pilzinfektionen im Magen-Darm-Bereich

Pilzinfektionen des Magen-Darm-Trakts lassen sich am besten durch die Entnahme einer Stuhlprobe nachweisen. Für viele Patienten ist dies jedoch ein heikles

Thema, mit dem sie sich nicht gerne beschäftigen. Zu ihrem eigenen Besten und um Gewißheit über die gesundheitliche Situation zu erhalten, kommt man als Betroffener um die Gewinnung einer Stuhlprobe allerdings nicht herum.

Die Pilze im Magen-Darm-Trakt sind nicht einheitlich über die ganze Länge des Darms verteilt. Sie befinden sich gehäuft in Pilznestern. Durch die normale Darmtätigkeit reißen jedoch Pilze immer wieder von der Darmwand ab und gelangen so in den Stuhl. Auch dort sind sie nicht gleichmäßig verteilt.

Mit dem kleinen löffelartigen Instrument des Stuhlversandröhrchens, das der Patient von seinem Therapeuten bekommen hat, sollte man einige Zeit gründlich den Stuhl durchmischen, von 5–10 verschiedenen Stellen eine erbsengroße Probe entnehmen und damit das Röhrchen füllen.

Da eventuell vorhandene Pilze Gase produzieren und so das Röhrchen zum Platzen bringen könnten, darf es keinesfalls zu mehr als zwei Dritteln gefüllt werden.

Eventuell eine weitere Probe

Wenn das Ergebnis negativ ausfällt und man trotzdem aufgrund der Symptome mit großer Sicherheit davon ausgehen kann, daß der Patient mit Darmpilzen befallen ist, sollte man eine weitere Stuhlprobe entnehmen. Es kann hilfreich sein, am Abend vor der Stuhlprobe 3 Eßlöffel mit Wasser verdünnten Obst- oder Weinessig zu trinken. Die Wirkung des Essigs besteht darin, die Verbindungen der Pilzzellen mit der Darmwand zu zerstören, so daß sich anschließend vermehrt Pilze im Stuhl befinden.

Ballaststoffreiche Kost vor der Probenentnahme

Auch sollte man 3 Tage vor der Probenentnahme eine ballaststoffreiche Kost zu sich nehmen und auf Schimmelkäse und Kefir verzichten. Auch Medikamente mit Bakterienpräparaten könnten die Stuhlprobe verfälschen. Bitte unbedingt mit dem Therapeuten vor der Probenentnahme absprechen.

Urinprobe

Außer dem Magen-Darm-Trakt sind auch die Blase und die ableitenden Harnwege häufig von Pilzen befallen. Wenn die Pilze sich in diesen Organen angesiedelt haben, lassen sie sich durch eine Urinprobe nachweisen. Um Fehldiagnosen zu vermeiden, sind auch hier einige Verhaltensregeln zu beachten.

Pilze in Blase und Harnwegen lassen sich im Urin nachweisen

Das Gefäß, in dem die Probe aufgefangen wird, muß natürlich steril sein. Weiterhin sollte man morgens den sog. Mittelstrahlurin auffangen. Dazu läßt man erst den ersten Urin in die Toilette ab und fängt den folgenden im Gefäß auf.

Das Gefäß muß steril sein

Mittelstrahlurin

Um bei Frauen Fehldiagnosen durch Verunreinigungen des Urins mit Vaginalsekret zu vermeiden, sollte der Bereich der Harnröhrenöffnung vorher desinfiziert werden.

In den Fällen, in denen eine Urinprobe durch einen Katheter oder durch Punktion der Blase gewonnen werden soll, ist das natürlich Sache des Arztes.

Probenentnahme aus dem Mund

Pilzinfektionen im Mund lassen sich bei den Betroffenen oft schon mit bloßem Auge als weißliche Beläge auf geröteten, gereizten Hautstellen erkennen. Besonders bei Säuglingen und Kleinkindern sitzen diese *Soorbeläge* auf der Zunge, am Gaumen und am Zahnfleisch.

Pilzinfektionen im Mund sind oft als weißlicher Belag zu erkennen

Die Probenentnahme erfolgt mit einem sterilen Holzspatel oder einem anderen geeigneten Instrument. Dabei kann es auch schon zu kleinen Blutungen kommen.

Bei Probenentnahmen aus dem Mund sollten Abstriche vom hinteren Drittel der Zunge, vom Zahnfleisch und vom Rachen gemacht werden. Zusätzlich lasse

Abstriche von der Zunge, dem Zahnfleisch und vom Rachen

ich den Patienten morgens nüchtern die Zähne mit einer neuen Zahnbürste putzen und diesen Speichel auch untersuchen. Hier findet man oft Pilze, die aus den Zahntaschen oder Zwischenräumen stammen.

Proben aus den Atemwegen

Pilze lassen sich im Bronchialsekret nachweisen

Wenn Pilze die Atemwege besiedelt haben, so lassen sie sich im Bronchialsekret nachweisen. Dieses Sekret wird von den Bronchien abgesondert und dort vom Arzt mit einem als Bronchoskop bezeichneten Gerät abgesaugt.
Eine andere Art, um an das Bronchialsekret heranzukommen, ist das Hochhusten.
Bei beiden Methoden müssen der hintere Rachenraum und die Mundhöhle vorher mit einer Desinfektionslösung ausgespült werden, um das Ergebnis nicht mit Pilzen aus diesem Bereich zu verfälschen.

Der Speichel darf nicht mit den Lippen oder der Zunge in Berührung kommen

Beim Abhusten sollte der Patient verhindern, daß das Sputum mit den Lippen oder der Zunge in Berührung kommt, ebenfalls, um eine Kontamination mit dort eventuell ansässigen Pilzen zu verhindern.

Hautproben

Auch die Haut wird oft von Pilzen befallen. Dies führt dann zu juckenden, geröteten und entzündeten Hautreizungen. Um zu einer sicheren Diagnose zu gelangen, müssen auch hier einige Regeln beachtet werden.

Desinfektion der Entnahmestelle

Zunächst wird der Rand der Entnahmestelle mit 70%igem Alkohol desinfiziert. Danach werden alle Schuppen, Auflagerungen und Krusten mit einer Pinzette, einem scharfen Löffel oder Skalpell sorgfältig entfernt. In diesen abgestorbenen Hautpartikeln befindet sich kein lebender Pilz mehr, allerhöchstens Verunreinigungen aus der Umgebung, die das Ergebnis verfälschen würden. Anschließend kratzt man vom Rand des Herdes in Richtung auf das gesund aussehende Gewebe 30–50 kleine Hautschüppchen ab und fängt sie in einem sterilen Gefäß auf.

Nagelproben

Wie schon bei den Hautproben, müssen die Proben von dem noch gesund aussehenden Gewebe entnommen werden. Dazu werden zuvor mit Skalpell, scharfem Löffel oder Pinzette alle losen und krank aussehenden Teile des Nagels vorsichtig entfernt. Mit einem sterilen Skalpell werden dann an der Grenzregion zwischen gesundem und erkranktem Nagelgewebe 30–40 feine Nagelteilchen entfernt und in ein steriles Gefäß gegeben.

Proben müssen von dem noch gesund aussehenden Gewebe entnommen werden

Sehr harte Nägel können erweicht werden, indem man einige Tage vorher einen Verband aus 40%iger Harnstoffsalbe um den Finger oder Zeh legt. Dieses Verfahren erweicht die Hornsubstanz, tötet die Pilze jedoch nicht ab.

Haarproben

Um zu einem sicheren Testergebnis zu kommen, ist es wichtig, nicht die Haare, sondern die Haarstümpfe bzw. Haarwurzeln zu untersuchen.

Haarstümpfe bzw. Haarwurzeln werden untersucht

Mit einer speziellen Epilationspinzette entnimmt der Therapeut vom Rand des befallenen Herdes 20–30 Haarstümpfe und gibt sie in ein steriles Gefäß.

Elektroakupunktur nach Dr. Voll (EAV)

Dr. Reinhold Voll

Der Arzt Dr. Reinhold Voll entwickelte in den frühen 50er Jahren ein neuartiges Diagnose- und Therapieverfahren und machte es auf zahlreichen Vortragsreisen im In- und Ausland und durch unzählige Publikationen bekannt. Nach dem Tode von Voll wird seine Arbeit durch Professor Benner von der Universität München und eine Gruppe von Ärzten und Zahnärzten weitergeführt.

Nicht nur Symptome werden erkannt, sondern auch Ursachen und Therapie ermittelt

Mit der Elektroakupunktur nach Voll (EAV) lassen sich nicht nur bestimmte Symptome erkennen, sondern auch die Ursache und die günstigste Therapieform einer Krankheit ermitteln. Die EAV ermöglicht also nicht nur in sehr kurzer Zeit eine sorgfältige Ganzheitsdiagnose, gleichzeitig kann sogar noch die notwendige Therapieform vorgegeben werden.

Die EAV beruht auf der chinesischen Akupunktur

Die EAV ist zusätzlich hervorragend geeignet zur Früherkennung und zur Diagnose von chronischen Erkrankungen. In Anbetracht der Diskussion um Kostenersparnis und Effizienz im Gesundheitswesen ist die Elektroakupunktur nach Voll aktueller denn je.

Die EAV beruht auf den Grundlagen der traditionellen chinesischen Akupunktur. Dr. Voll ist es zu verdanken, daß die klassische Akupunktur dem abendländischen Denken zugänglich gemacht wurde. Er hat die philosophischen Prinzipien dieser Heilmethode untersucht und die Lokalisation der Akupunkturpunkte in die heutige medizinische Terminologie übertragen. Außerdem hat er im Laufe seiner langjährigen Forschungen weitere Meridiane entdeckt und benannt. Sein Verdienst ist es ferner, daß die neuen Meridiane den passenden Organen exakt zugeordnet wurden.

Durch die Entwicklung eines spezifischen Meßsystems kann man den Grad einer Entzündung am Organ genau erkennen. Somit hat Dr. Voll die einzige Methode entwickelt, mit der Entzündungsherde im Körper nach den Kriterien *entzündlich*, *chronisch* und *subchronisch* klassifiziert werden können. Erst dadurch wird eine gezielte Behandlung möglich.

Der Grad einer Entzündung am Organ kann erkannt werden

Eine bislang völlig einzigartige Methode ist die Medikamententestung nach Dr. Voll. Mit ihr ist es möglich, die Wirkung bestimmter Medikamente auf den Patienten vor ihrer Einnahme zu beurteilen.

Medikamententestung

Das Prinzip der EAV

Diagnoseprinzip

1. Die genaue Ortung der Akupunkturpunkte erfolgt unter Zuhilfenahme eines elektronischen Meßgeräts.
2. Das bioelektrische Potential dieser Punkte wird gemessen.
3. Zur Therapie werden elektrische Reize auf die Akupunkturpunkte übertragen.

Im Gegensatz zur traditionellen chinesischen Akupunktur erfolgt die Therapie also durch Elektroden.

Die Therapie erfolgt durch Elektroden

Grundsätzlich unterscheidet man bei der EAV zwei unterschiedliche Meßmethoden:

- *Leitwertmessung:* Hier wird durch die Messung an Hand, Fuß und Ohr ein erster Überblick über die Ausgewogenheit des Energiehaushalts oder die Verschiebung des energetischen Gleichgewichts gewonnen.

Leitwertmessung

- *Punktmessung:* Gemessen wird das bioelektrische Verhalten bestimmter Punkte der Hautoberfläche.

Punktmessung

Die Theorie, daß jedes Organ, jeder Organabschnitt

und jedes funktionelle System durch einen oder mehrere Punkte auf der Hautoberfläche repräsentiert werden, gründet sich auf die Erfahrungen der alten chinesischen Akupunktur. Durch die Punktmessung kann der Therapeut einen Rückschluß auf die Funktionsfähigkeit des mit diesem Meßpunkt assoziierten Organs erhalten. Die systematische Messung von verschiedenen Meßpunkten ermöglicht es ihm dann, die erkrankten Organe herauszufinden.

Praktische Durchführung der EAV-Messung

Meßgerät

In einem Meßgerät wird mit einem Akku eine Gleichstromspannung erzeugt. Von diesem Gerät führt ein Kabel zu einer zylindrischen Elektrode, die vom Patienten in der Hand gehalten wird. Ein 2. Kabel verbindet das Meßgerät mit dem sog. Meßgriffel mit der Punktelektrode.

Der Stromkreis wird dadurch geschlossen, daß der Therapeut den Meßgriffel an den Meßpunkt drückt. Hierdurch wird am Meßpunkt ein Strom in den Körper eingebracht. Aus der Antwort des Körpers auf diesen Strom kann der Therapeut durch einen Vergleich mit genau definierten Meßdaten anhand klarer Kriterien die EAV-Diagnose ermitteln.

Die Antwort des Körpers auf den eingebrachten Strom hilft dem Therapeuten bei der Diagnose

Der Widerstand der Haut über einem Meßpunkt ist abhängig vom Zustand des assoziierten Organs und unterscheidet sich gegenüber dem der umgebenden Haut. Es besteht ein Potentialgefälle.

Durch die EAV-Messung wird ein Reiz, der Meßstrom, emittiert, der vom Körper beantwortet werden muß. Der eingebrachte Meßstrom führt zu einer Veränderung des elektromagnetischen Zustands der im Körper vorhandenen Elektrolyte. Aus dem körpereigenen Potential und der eingebrachten Meßspannung

resultiert schließlich der am Meßgerät sichtbare Zeigerausschlag.
Die Spannung, die am Meßpunkt angelegt wird, darf nur so hoch sein, daß ein gesunder Körper diesen Spannungsreiz ohne Probleme einregulieren kann. Die Reizbeantwortung durch ein erkranktes Organ muß sich deutlich unterscheiden.

Beispiel

Ein Beispiel: Im Normalfall ergibt die Hautmessung bei einem gesunden Organ einen Wert von 50, bei einem erkrankten Organ erhalten wir einen weit höheren oder niedrigeren Wert (80 oder 30). Der Meßwert ist also ausschlaggebend für eine sichere Diagnose.

Der Meßwert ist ausschlaggebend für eine sichere Diagnose

Während seiner langjährigen Forschungstätigkeit hat Voll Meßpunkte gefunden für alle Organe und Organabschnitte,
Funktionssysteme, Sinnesorgane, Mundhöhle, die verschiedenen Bereiche des Gehirns, das periphere und zentrale Nervensystem und das vegetative Nervensystem. Deutet die Messung z. B. auf eine hohe Darmbelastung hin, kann dies schon der 1. Hinweis auf eine bestehende Pilzbelastung sein.

Eine hohe Darmbelastung kann der 1. Hinweis auf Pilze sein

Die EAV-Methode bleibt bei Krankheiten, bei denen bestimmte Hormone oder andere Substanzen zugeführt werden müssen, z. B. bei Diabetes, erfolglos.

Die Medikamententestung

Medikamente führen zu einer Veränderung des Reaktionsverhaltens

Durch Zufall entdeckte Voll, daß Medikamente, die in den Meßkreis gebracht werden, zu einer Veränderung des Reaktionsverhaltens führen. Diese Tatsache wurde von ihm zu einer Möglichkeit entwickelt, um die Wirkung von Medikamenten zu testen, bevor diese eingenommen werden.

Stoffe, die getestet werden können

Es können folgende Substanzen und Stoffklassen getestet werden: allopathische Medikamente, Phytotherapeutika, homöopathische Medikamente, Organpräparate und Nosoden.

Außerdem kann die individuelle Verträglichkeit von folgenden Substanzklassen getestet werden: zahnärztliche Werkstoffe, Nahrungsmittel, Spurenelemente und Ergänzungsstoffe.

Belastung mit Umweltgiften

Eine wichtige Gefahr liegt in der zunehmenden Belastung der Menschen mit Umweltgiften. Auch hier kann die EAV Außerordentliches leisten. Es ist nämlich möglich, die Umweltgifte im lebenden Gewebe schon in Größenordnungen zu diagnostizieren, die für die Labordiagnostik zu gering sind, aber dennoch pathologische Auswirkungen auf den Gesundheitszustand des Organismus haben.

Sie können nachgewiesen werden

Es lassen sich nachweisen: Nahrungsmittelgifte, Insektizide, Pestizide, berufsbedingte Vergiftungserscheinungen z. B. durch Schwermetalle und chemische Gifte, röntgenologisch nicht erfaßbare Herde und Störfaktoren, Genußmittel, Bakterientoxine, Pilzgifte und Allergene.

Art, Dosis und Konzentration der für die Therapie vorgesehenen Medikamente können vor der Verabreichung durch die Medikamententestung ermittelt werden.

Therapieresistente Krankheiten können diagnostiziert und therapiert werden

Ferner ist es mittels EAV sogar möglich, therapieresistente Krankheiten, wie z. B. die vegetative Dystonie, zu diagnostizieren und zu therapieren. Auch sehr ungenaue Krankheitssymptome und Krankheitsbilder sind behandelbar. So können z. B. Nahrungsmittelunverträglichkeiten erkannt werden, indem man die einzelnen Nahrungsmittel und Genußmittel mittels der EAV-Untersuchung testet.

Sogar in der Krankheitsprävention können neue Wege gegangen werden, da Krankheiten schon erkannt werden können, bevor sie klinisch manifest sind.

Zahnärztliche Werkstoffe

Eine Ausnahmesituation nehmen die zahnärztlichen

Werkstoffe ein. Durch ihre Verwendung kann es in manchen Fällen zu einer individuellen Unverträglichkeit kommen, die eine ganze Anzahl von unspezifischen Störungen im restlichen Körper bewirken können. Durch die EAV-Untersuchung können die Zusammenhänge zwischen Zahnfüllungen und unspezifischen Störungen abgeklärt werden. Auch vor dem Beginn von Zahnbehandlungen kann durch die EAV-Untersuchung herausgefunden werden, welche zahnärztlichen Werkstoffe kontraindiziert sind. Ein Zahnarzt, der sich mit der EAV-Methode auskennt, kann sogar beurteilen, von welchen Zähnen Entzündungsreaktionen ausgehen und ob sie unbedingt gezogen werden müssen oder ob die Zahnerhaltung vielleicht doch möglich ist. Gerade Zahnherde sind für das Immungeschehen von besonderer Bedeutung. Sie können das Immunsystem jahrelang belasten und dadurch eine Pilzinfektion begünstigen.

Zahnherde können das Immunsystem belasten und dadurch Pilzinfektionen begünstigen

Für die Pilzdiagnostik kann mit Hilfe eines großen Testsatzes (mit den wichtigsten pathologischen Pilzen) eine akute oder vergangene Pilzbelastung ausgetestet werden.

Besonderer Testsatz für die Pilzdiagnostik

Angewandte Kinesiologie

Die Kinesiologie wurde 1964 durch den amerikanischen Chiropraktiker Dr. George Goodheart begründet. Seitdem hat sie sich zu einer außergewöhnlichen Methode mit zahlreichen Anwendungsbereichen entwickelt. Die Bezeichnung Kinesiologie wurde von dem griechischen Wort kinesis abgeleitet, das Bewegung bedeutet und in diesem Zusammenhang für die Untersuchung der Muskeln und für die Bewegungslehre

Dr. George Goodheart

Muskeltest

steht. Mit *Angewandter Kinesiologie* bezeichnete Goodheart die von ihm entwickelten Methoden der diagnostischen und therapeutischen Anwendung des Muskeltestens. Die Kinesiology Federation, die britische Dachorganisation, gibt folgende Definition: Die Angewandte Kinesiologie (wörtlich: das Studium der Körperbewegung) ist ein holistischer Ansatz, die Bewegung und Wechselwirkung der Energiesysteme eines Menschen zu balancieren. Vorsichtige Sondierung der Muskelreaktion zeigt jene Körperteile an, wo Blockaden und Ungleichgewicht das physische, emotionale oder energetische Wohlbefinden beeinträchtigen. Dieselbe Methode kann auch die Faktoren identifizieren, die zu Unausgewogenheiten dieser Art beitragen.

Die Diagnose einer Pilzbelastung kann gesichert werden

Auch in meiner Praxis habe ich bereits gute Erfolge mit der Angewandten Kinesiologie erzielen können. Mit kinesiologischen Muskeltests, besonders mit dem Armmuskeltest (Delta-Muskel-Test), ist der erfahrene Therapeut in der Lage, eine Pilzbelastung im Körper diagnostisch zu untermauern.

Therapie

Für die erfolgreiche Bekämpfung einer Pilzinfektion ist es notwendig, daß die Therapie mehrgleisig verläuft. Grundsätzlich beruht die Therapie einer Pilzinfektion auf 4 Säulen: Anti-Pilz-Diät, Bekämpfung der Pilze, Entgiftung und Stärkung der Immunabwehr.

Die Therapie muß mehrgleisig verlaufen

Anti-Pilz-Diät

Alle folgenden Therapiemaßnahmen müssen unbedingt von einer konsequenten Diät begleitet werden, um Aussicht auf Erfolg zu haben. Da Pilze nicht wie Pflanzen aus Licht, Kohlendioxid und Wasser organische Materie aufbauen können, sondern wie Mensch und Tier auf die Zufuhr von bestimmten Nahrungsstoffen angewiesen sind, besteht so eine ausgezeichnete Möglichkeit der Therapie.

Eine konsequente Diät ist unerläßlich

Ausgezeichnete Therapiemöglichkeit

Hefepilze benötigen Kohlenhydrate zum Leben. Theoretisch müßte man die Pilze aushungern können, wenn man keine Kohlenhydrate mehr zu sich nimmt. Das geht jedoch nicht, da der Mensch ebenfalls auf die Zufuhr von Kohlenhydraten angewiesen ist.

Hefepilze benötigen Kohlenhydrate zum Leben

Eine Möglichkeit, den Pilz auszutricksen, gibt es dennoch. Hefen ziehen Einfachzucker den komplex aufgebauten Kohlenhydraten vor. Um letztere verdauen zu können, fehlt den Hefen die dafür notwendige Enzymausstattung. Wenn man sich nun von komplex aufgebauten Kohlenhydraten ernährt, die der Mensch verdauen kann, entzieht man den pathogenen Hefen die Lebensgrundlage.

Möglichst wenig Einfach- und Zweifachzucker essen

Die Anti-Pilz-Diät beruht darauf, möglichst wenig Einfach- und Zweifachzucker zu sich zu nehmen, d. h., daß auf Traubenzucker, Fruchtzucker, den normalen weißen Haushaltszucker (Saccharose, ein Zweifachzucker, der aus Glukose und Fruktose aufgebaut ist), Honig, Marmelade, Konfitüre usw. verzichtet werden muß. Auch auf Bonbons, Pralinen, Kakaopulver, Fruchtsäfte, Backwaren, Kekse, Kuchen, Limonaden, Schokolade und Obstsäfte muß man verzichten, da diese Stoffe einen sehr hohen Anteil an einfachen Kohlenhydraten enthalten.

Je mehr von diesen Nahrungsmitteln gegessen werden, desto mehr Zucker nimmt der Körper auf und desto besser vermehren sich die Hefen.

Auch auf die Getränke achten

Es ist besonders wichtig, auch auf die Getränke zu achten! Vielen Patienten ist nicht bewußt, wieviel Zucker in Limonaden und Cola-Getränken enthalten ist.

Diabetikernahrung ist nicht erlaubt

Auch Diabetikernahrung ist nicht erlaubt. Diese Nahrungsmittel enthalten zwar weniger Glukose, allerdings ist diese durch andere Zucker ersetzt, die für die Hefen ebenso verwertbar sind.

Die Anti-Pilz-Diät allein führt nicht zu einer Beendigung der Pilzinfektion

Man sollte jedoch unbedingt beachten, daß eine Anti-Pilz-Diät allein nicht zu einer Beendigung der Pilzinfektion führen kann. Im Gegenteil: ohne medikamentöse Therapie kann ein Versiegen ihrer Nährstoffe die Hefepilze dazu bringen, sich auf der Suche nach Nährstoffquellen von der Oberfläche des Darms in die tieferen Schichten zu begeben. Die Schäden, die dann angerichtet werden können, sind oft ungleich schlimmer.

!

Daher: Diät nur zusammen mit einer Therapie!

Darüber hinaus ist es sinnvoll, den Ballaststoffgehalt der Nahrung zu erhöhen. Besonders ballaststoffreich sind alle Gemüsesorten, Salate und Vollkornprodukte. Abgesehen davon, daß eine ballaststoffreiche Nahrung für die Prävention von Verstopfung sinnvoll ist, sollen die Pflanzenfasern eine mechanische Entfernung der Pilznester in Dünn- und Dickdarm bewirken. Für viele der Betroffenen fordert die Einhaltung dieser Diät eine krasse Umstellung ihrer Ernährungsgewohnheiten. Gerade heutzutage ist der Zuckerverbrauch außerordentlich hoch und Fast food sehr verbreitet. Die Betroffenen sollten sich jedoch damit trösten, daß sie mit der Anti-Pilz-Diät auf dem besten Weg zu einer gesunden Lebensweise sind.

Der Ballaststoffgehalt der Nahrung muß erhöht werden

Nach heutigen ernährungsmedizinischen Kenntnissen entspricht die Anti-Pilz-Diät weitestgehend einer optimalen Ernährungsform. Bei einem drastischen Verzicht auf einfache Kohlenhydrate kommt es nicht nur zu einer Hemmung des Pilzwachstums, sondern es wird einer ganzen Reihe von ernährungsabhängigen Krankheiten vorgebeugt. Nicht nur Diabetes mellitus, Karies, Verstopfung, Fettleibigkeit, erhöhte Blutfette, sondern auch Herz-Kreislauf-Krankheiten, Magen- und Darmbeschwerden sowie Schäden am Bewegungsapparat sind zumindest teilweise oder indirekt durch eine Überernährung mit einfachen Kohlenhydraten bedingt.

Optimale Ernährungsform

Ernährungsabhängigen Krankheiten wird vorgebeugt

Die Anti-Pilz-Diät ist also eigentlich keine Diät, sondern eine gesunde Ernährungsweise!

!

Die Betroffenen sollten allerdings darauf achten, daß nicht ein Zuviel an Zucker mit einem Zuviel an Fett ersetzt wird. Die Einfachzucker sollten in erster Linie durch komplexe Kohlenhydrate, Ballaststoffe und Ei-

Nicht zuviel Fett essen, sondern Kohlenhydrate, Ballaststoffe und Eiweiß

weiß ersetzt werden und nicht durch Fett. Im Interesse der Patienten ist es wünschenswert, diese Ernährungsweise auch nach einer erfolgreichen Anti-Pilz-Therapie weiter beizubehalten.

Zutatenliste ansehen

Wenn man sich bei bestimmten Lebensmitteln unsicher ist, ob sie Zucker enthalten, hilft ein Blick auf die Liste der Zutaten meistens weiter. Vorsicht ist besonders geboten bei Mayonnaisen, Senf, Ketchup, Fertigpulvern für Suppen und Soßen. Hier sollte man unbedingt die Zutatenliste zu Rate ziehen. Auf der Suche nach schmackhaften, aber zuckerreduzierten Nahrungsmitteln kann der Besuch in einem Reformhaus oft hilfreich sein. Allerdings stellen Diabetikernahrungsmittel keine sinnvolle Alternative dar, da die verwendeten Zuckeraustauschstoffe auch von den Pilzen verwertet werden können.

Nahrungsmittel, die unbedingt vermieden werden müssen

Alle Getränke und Nahrungsmittel, die Traubenzucker, Haushaltszucker und andere Zucker enthalten:

- Honig, Konfitüre, Gelee
- Kuchen, Gebäck, Torten, Kekse
- Schokolade, Bonbons, Konfekt, Süßigkeiten
- Marzipan, Lakritz, Schokoriegel
- Puderzucker
- Kandiszucker, brauner Zucker
- Sirup aus Zuckerrüben, Ahornsirup
- zuckerhaltige Getränkepulver, wie z. B. Instant-Kakaopulver
- zuckerhaltige Süßstoffmischungen
- Zuckeraustauschstoffe, z. B. für Diabetiker: Fruchtzucker, Xylit, Sorbit

- Diabetikerprodukte: Kuchen, Eis, Kekse usw.
- Eis

Getränke:
- Obstsäfte, gesüßte Getränke, Traubensäfte
- Limonaden, Cola-Getränke
- alle Wein- und Biersorten
  (trockener Wein ist erlaubt)
- Liköre, Schnäpse und
  andere alkoholische Getränke
- gesüßte Milchmixgetränke

Obst:
- süßes Obst: Erdbeeren, Äpfel, Birnen, Bananen, Pfirsiche, Weintrauben, Orangen, Apfelsinen
- Kompott, Rosinen, Trockenfrüchte
- Konfitüre
- Fruchtjoghurt und andere Milchprodukte mit Fruchtzusatz
- Obstkonserven
- Fruchtsäfte, Fruchtnektare, Sirup
- Apfelmus

Backwaren, Nährmittel und Kartoffelprodukte:
- Backwaren, Nudeln, Reis,
- alle Brotsorten, außer Vollkornbrot
- Gebäck, andere Weißmehlerzeugnisse
- helles Weizen- und Roggenmehl
- Weißbrot, Brötchen
- Kartoffelpüreepulver
- Pulver für Fertigklöße
- Cremesuppen
- Speisestärke
- Müslimischungen, die gesüßt oder mit Rosinen oder anderen Trockenfrüchten versehen sind
- Kuchen- und Gebäckmischungen

- Puddingpulver

Soßen, Würzmittel:
- Soßenbinder, Instantsoßen
- stärkehaltige Soßen in fester oder flüssiger Form
- zucker- oder stärkehaltiges Ketchup
- Hefeextrakt

Joghurt:
- Joghurt mit Zucker bzw. zuckerhaltigen Fruchtzubereitungen

Fleischwaren:
- Bestimmten Wurstsorten wird Zucker beigemischt, Aufschluß gibt die Zutatenliste oder der Metzger.

Fisch:
- Fischfilet mit Panade
- Fischkonserven in Soßen
- Fischmarinaden
- fritierter Fisch in Panade

Fette:
- Auf Brat- und Backfette mit einem hohem Anteil an gesättigten Fettsäuren sollte zugunsten von Fetten und Ölen, die viele ungesättigte Fettsäuren enthalten, verzichtet werden

Die erlaubten Alternativen

Gemüse und Salate:

Gemüse und Salate enthalten keinen Einfachzucker, sind ballaststoffreich und überdies reich an Mineralstoffen, Vitaminen und Spurenelementen:

- Erbsen, Bohnen, eingelegt oder roh
- alle Kohlarten
- Sauerkraut, Tomaten, Gurken
- Feldsalat, Zwiebeln, Porree, Rettich, Kresse
- Brokkoli, Kohlrabi, Chinakohl

Nährmittel:
- Vollkornprodukte, die nicht gesüßt sind
- Hafer-, Weizen-, Roggen- und Hirseflocken
- Kartoffeln in allen Variationen, auch Pommes frites und Kartoffelchips
- Haferkleie, Weizenkleie
- Sojaprodukte, sofern sie nicht gesüßt sind

Fleisch- und Wurstwaren:
- Geflügel-, Kaninchen-, Lamm-, Rind-, Schweine- und Wildfleisch
- Schinken
- Frischwurst
- Rauchfleisch
- Dauer- und Steichwurst, Vorsicht: Manche Wurstsorten enthalten Zucker! Fleisch nicht panieren.

Fische und andere See- und Meerestiere:
- sämtliche Süßwasser- und Meeresfische
- Krebstiere, wie z. B. Krabben, Hummer, Shrimps
- Fischdauerwaren
- Austern, Miesmuscheln
- Tintenfisch

Fisch nicht panieren.

Binde- und Würzmittel, Suppen, Fertiggerichte:
- zuckerfreier Senf, zuckerfreie Mayonnaise, zuckerfreier Ketchup
- natürliche Aromen: Zitronenaroma, Mandelaroma

- synthetische Backaromen
- klare Suppen, Brühen und Bouillons
- Essig
- reines Kakaopulver
- pflanzliche Bindemittel, wie z. B. Biobin und Nestargel
- Gelatine

Milchprodukte:
- Quark
- Schichtkäse, Frischkäse, Hüttenkäse
- Scheibenkäse, Schmelzkäse, Weichkäse
- Naturjoghurt mit lebenden Kulturen
- Trinkmilch
- Buttermilch, Dickmilch, Kefir
- Molke (alles natürlich ohne Zuckerzusatz)
- Sahne, Crème fraiche.

Brot und Backwaren:
- Sauerteigbrote, die mit Ballaststoffen angereichert sind
- ungesüßte Vollkornkekse
- Vollkorn-Knäckebrot

Getränke:
- Mineralwasser
- Gemüsesäfte, denen kein Zucker zugesetzt wurde
- Limonaden ohne Zuckerzusatz bzw. mit Süßstoffen
- Kaffee ohne Zucker
- Kräutertee und schwarzer Tee, ungesüßt

Darüber hinaus haben sich noch die folgenden Teesorten bei Pilzinfektionen besonders bewährt: Enziantee, Fencheltee, Kümmeltee, Malventee, Matetee, Pfefferminztee, Salbeitee, Wermuttee.

Eier:
- Eier sind in jeder Form erlaubt, sowohl gekocht, gebraten (siehe Fette), als auch nur Eiklar oder Eigelb.

Fette und Öle:
- Margarine, Halbfettmargarine, Diätmargarine
- Butter
- Schweine- und Gänseschmalz
- kaltgepreßte Pflanzenöle, wie Leinsamenöl, Olivenöl, Maiskeimöl, Sonnenblumenöl
- raffinierte Pflanzenöle

Samen und Nüsse:
- Haselnüsse
- Erdnüsse
- Walnüsse
- Cashewnüsse
- Paranüsse
- Sonnenblumenkerne
- Mohn
- Sesam
- Leinsamen
- Kürbiskerne

Wer auf Süßes nicht verzichten kann, sollte sich zum Süßen auf Süßstoffe beschränken. Saccharin, Cyclamat, Aspartam und Acesulfam sind erlaubt. Da oftmals Allergiker auch auf Süßstoffe reagieren, sollte die Verträglichkeit in jedem Fall vorher ausgetestet und mit dem Therapeuten abgesprochen werden.
Nach relativ kurzer Zeit der Zuckerabstinenz tritt ein Gewöhnungseffekt ein, der dazu führt, daß man den Zuckergeschmack nicht mehr so vermißt.

Ein Befolgen der Anti-Pilz-Diät führt nicht nur zum Ausmerzen der Pilze, sondern zusätzlich auch zur Stärkung des Immunsystems!

Alen, ein wichtiges Nahrungsergänzungsmittel

Sollte bei einem Patienten durch Testung ein Ernährungsmangel diagnostiziert werden, so setzen wir natürlich bestimmte Vitamine oder Nahrungszusatzstoffe ein. Auch die regelmäßige Einnahme von Alen ist empfehlenswert, um eine optimale Versorgung sicherzustellen.

Dient der biologischen Ergänzung der Ernährung

Alen ist ein Naturprodukt, das der biologischen Ergänzung der Ernährung dient. Die darin enthaltenen Vitamine, Mineralstoffe, Spurenelemente und Aminosäuren stehen in einem idealen Verhältnis zueinander, wie es den Bedürfnissen des menschlichen Körpers entspricht.

Dr. Oskar Vargas-Machuca

Die Entwicklung von Alen geht auf die Forschungsarbeiten des Arztes Dr. Oskar Vargas-Machuca und seiner Frau, einer promovierten Biochemikerin, zurück. Beide Wissenschaftler beschäftigten sich im Auftrag der Weltgesundheitsbehörde viele Jahre mit der Erforschung der Lebenserwartung der Bevölkerung in Lateinamerika. Ursprünglich gingen sie von der Annahme aus, daß arme Menschen eine geringere Lebenserwartung als reiche haben. Dies erwies sich im Verlauf der Untersuchungen jedoch als Irrtum. Dr. Vargas und sein Forscherteam stellten ganz andere Zusammenhänge fest. Große Defizite von wichtigen Nahrungsbestandteilen sind sowohl für arme als auch für reiche Menschen der Grund für viele Krankheiten und vorzeitiges Altern. Sie zogen folgenden Schluß: Bei richtiger Ernährung könnten die meisten Menschen weit über 100 Jahre alt werden – und das bei voller Gesundheit und Vitalität. Doch statt dessen treten bei vielen schon frühzeitig erste Alterserscheinungen, wie nachlassende Spannkraft, mangelnde Widerstandsfähigkeit gegen Erkältungskrankheiten, Verdauungsschwierigkeiten, häufige Kopfschmerzen und nachlassende Konzentrations- und Merkfähigkeit, auf. Auch ernsthaftere Krankheiten beruhen in vielen Fällen auf Ernährungsstörungen.

Bei richtiger Ernährung könnten die meisten Menschen über 100 Jahre alt werden

Daher ist die Zufuhr von etwa 40–50 Vitalstoffen notwendig. Es ist jedoch außerordentlich wichtig, die natürlichen, in den Pflanzen enthaltenen Vitalstoffe so zuzuführen, daß sie nicht von der Magensäure zerstört werden. Die Wissenschaftler fanden heraus, daß im Schutze pflanzeneigener Ballaststoffe (spezielle Zellulose) die wichtigen Inhaltsstoffe von Alen in den Dünndarm und von dort in das Blut gelangen.

Die Inhaltsstoffe von Alen gelangen über den Dünndarm ins Blut

Basierend auf einer speziellen Mischung verschiedener Getreidekeime sowie roten und braunen Meeresalgen, die ganz besonders reich an Mineralstoffen sind, entwickelte Dr. Vargas ein Verfahren, damit die lebenswichtigen Vitalstoffe optimal zur Wirkung gelangen. Alen besteht zu 100% aus natürlichen pflanzlichen Inhaltsstoffen, wie Weizenkeimen, Sojabohnen, Meeresalgenextrakten usw. Vor allem die Langzeitanwendung von Alen ist empfehlenswert. In mehr als 10jähriger Erprobung sind bislang keine Nebenwirkungen bekannt.

Alen besteht zu 100% aus natürlichen pflanzlichen Inhaltsstoffen

Medikamentöse Therapie

Antimykotika vernichten die Pilzzellen

Medikamente, mit denen man Pilzinfektionen bekämpft, bezeichnet man als *Antimykotika.* Zu dieser Medikamentenklasse gehören Nystatin, Natamycin und Amphotericin B. Diese Substanzen vernichten die Pilzzellen, indem sie sich an bestimmte Bestandteile der Pilzmembran, die Sterole, anknüpfen. Dadurch steigt die Durchlässigkeit der Pilzmembran.
Das führt wiederum dazu, daß wichtige Bestandteile aus der Pilzzelle herausfließen können und andere Substanzen eindringen. Je nach Außendruck platzt die Zelle oder sie schrumpft zusammen.

Nystatin

Streptomyces noursei

Nystatin wurde 1950 aus *Streptomyces noursei,* einem Bakterium, isoliert. So wie bestimmte Pilze Substanzen produzieren, um sich gegen Bakterien zu behaupten, so produziert dieses Bakterium eine als Nystatin bezeichnete Substanz, die gegen Pilze wirkt. Aufgrund seiner Molekülgröße kann es die Darmwand nicht passieren, sondern bleibt im Darmsystem.

Nebenwirkungsfrei

Aus diesem Grunde ist es nebenwirkungsfrei und kann über längere Zeit angewendet werden.
Selbst bei Schwangeren und in der Stillzeit kann es, im Gegensatz zu Medikamenten, die Amphotericin B enthalten, verschrieben werden.
Nystatin wirkt gegen Hefepilze der Gattung Candida und gegen einige Schimmelpilze und Dermatophyten.

Amphotericin B und Natamycin

Die Medikamente Amphotericin B und Natamycin wurden ebenso wie das eben beschriebene Nystatin aus Streptomyces-Arten isoliert. Chemisch gesehen gehören sie auch zu den Polyenen. Sie wirken wie Nystatin pilztötend, besonders gegen Hefepilzarten. Je nach Mittel sind auch Breitbandwirkungen auf andere Pilzarten mit eingeschlossen.

Wirken pilztötend

Systemisch wirkende Medikamente

Wenn Darmpilze sich bereits über den ganzen Körper ausgebreitet haben und Nieren, Harnwege und die Haut befallen wurden, verordnen viele Therapeuten Anti-Pilz-Medikamente, die die Darmwand durchdringen und im ganzen Körper wirken. Diese Medikamente bezeichnet man auch als *systemisch wirkende Therapeutika.*

Im Gegensatz zu *Ketoconazol,* das aufgrund seiner Nebenwirkungen heutzutage nur noch äußerlich angewendet wird, sind die modernen Azole *Fluconazol* und *Itraconazol* weitgehend frei von Nebenwirkungen.

Ketoconazol

Fluconazol und Itraconazol

Ozonisierte Pflanzenöle

Bereits 1910 gelang es James Todd in den USA, therapeutisch günstige Effekte mit ozonangereicherter Atemluft bei Tierversuchen nachzuweisen. Außerdem konnte er mit ozonisiertem Olivenöl auffällige Therapieerfolge erzielen. In den folgenden Jahrzehnten wurden die Ozonanwendungen zu einer vielfältig nutzbaren Therapie entwickelt, die bis zum heutigen Tag beste Dienste leistet. Ein bekanntes Präparat in Deutschland, um Ozon außerhalb der Praxis (Eigenblutbehandlung, große Blutwäsche usw.) anzuwenden, ist *Rizol* ein ozonisiertes Pflanzenöl (Bezugsquellen s. Seite 125). Dafür wird eine Pflanzenölmischung (in erster Linie oliven- und Rizinusöl) mit Ozon versetzt.

Rizol

Äußere und innere Anwendung

Äußere und innere Anwendungen sind möglich, äußerlich bei verschiedenen Hautproblemen, z. B. bei Fußpilz oder schlecht heilenden Wunden. Außerdem besteht eine hohe Wirksamkeit gegen Bakterien und Pilze, besonders gegen Hefepilze. Darüber hinaus kann es aber auch zur Wundheilung nach Operationen oder bei Verbrennungen mit hoher Wirksamkeit eingesetzt werden.

Ein Produkt der Zukunft gegen Umweltgifte

Die in den letzten Jahrzehnten zunehmende Belastung des Menschen durch Umweltgifte und die Problematik der heute nahezu ausschließlich verordneten Antibiotika und Antimykotika machen aus ozonisiertem Öl vielleicht in der Weiterentwicklung ein Produkt der Zukunft gegen viele Umweltfeinde. Ich denke gerade an Früh- und Neugeborene, die oft mit Antibiotika behandelt werden und deren Stoffwechsel die Antibiotika nicht so gut umsetzen kann wie ein Erwachsener.

Oft wird bei der Antibiotikatherapie nicht beachtet, daß unsere Nahrungsmittel, wie Fleisch, Wurst, Milch usw., mit Antibiotikarückständen aus dem Tierfutter belastet sind.

Die Öle werden relativ gut abgebaut

Während ein Antibiotikum stets ein schwer abbaubarer Fremdstoff im Gewebe ist, werden die ozonisierten Öle bei oraler Anwendung im Körper relativ gut abgebaut, das heißt, es verbleiben keine körperfremden Stoffe im Organismus.

Dabei ist es interessant zu wissen, daß die ozonhaltigen Präparate durch die Entwicklung der Antibiotika ab 1950 zum Rückzug gezwungen wurden. Das führte dazu, daß sie vollständig in Vergessenheit gerieten. Der Erfolg der Antibiotika war zunächst überwältigend und führte zu großer Begeisterung, da man glaubte, nunmehr ein problemlos anzuwendendes Allheilmittel zu besitzen.

Sie waren nahezu völlig in Vergessenheit geraten

Heute stellt sich die Situation schon etwas anders dar. Unerwünschte Nebenwirkungen treten immer häufiger auf. Durch die Resistenzsteigerung von Bakterien, Viren und Pilzen nimmt die Wirksamkeit der Antibiotika laufend ab. Die resistenten Keime führen bei den mit Antibiotika therapierten Patienten zu großen Problemen, da sich das Verhältnis von physiologischen (d.h. natürlichen, symbiotischen) zu pathogenen Mikroorganismen zu Gunsten der letzteren verschiebt und die obengenannten toxischen Zustände auftreten. Eine sich parallel dazu entwickelnde Immunschwäche ist die Regel.

Unerwünschte Nebenwirkungen bei Antibiotika

Aus diesem Grund ist die zunehmende Zurückhaltung der Heilkundigen, insbesondere der ganzheitlich denkenden Therapeuten, gegenüber der Anwendung von Antibiotika verständlich. Auch Patienten, die etwas aufgeklärter sind, legen eine immer deutlichere Scheu vor der Anwendung von Antibiotika an den Tag. Es scheint angebracht, die Entwicklung eines alternativen Arzneimittels in Forschung und Lehre zu forcieren.

So kam Dr. rer. nat. Gerhard Steidl, Dipl.-Chemiker am Institut für Technische Chemie der Universität Erlangen-Nürnberg, der Gedanke, ein Forschungsprogramm ins Leben zu rufen, um die Anwendungsmöglichkeiten der ozonisierten Öle weiterzuentwickeln. Es entstand Rizol, das aus verschiedenen Ölen besteht, in erster Linie aus Oliven- und Rizinusöl; zur Wirkungs- und Geschmacksverbesserung werden heute noch Pfefferminz- und Geraniumöl dazugegeben.

Dr. Gerhard Steidl

Sowohl im Laborversuch als auch am Menschen konnte die Wirksamkeit nachgewiesen werden. Rizol wirkt bei Hefepilzen, Schimmelpilzen oder bei Verursachern von Blähungen. In der Schwangerschaft darf Rizol nicht angewendet werden, da die Versuche noch nicht abgeschlossen sind. Kortison und Antibiotika sind in Rizol nicht enhalten.

Rizol wirkt bei Hefe- und Schimmelpilzen sowie bei Verursachern von Blähungen

Äußerlich und innerlich gegen Candida, Aspergillus, Nagelpilze, Hautpilze (Dermatophyten) sowie gegen Gärungs- und Fäulnisherde. Anwendbar ist Rizol auf der Haut, auf den Schleimhäuten sowie in den Atemwegen.

Anwendungsmöglichkeiten von Rizol

Die Anwendungsmöglichkeiten und Dosierungen sollten immer individuell ermittelt werden. Bei der innerlichen Anwendung muß Rizol immer verdünnt werden.

Es ist jedoch nicht gesagt, daß diese Ozonpräparate nur im rein medizinischen Bereich eingesetzt werden können. Die Untersuchung der praktischen Anwendungen ist längst noch nicht abgeschlossen. So wäre es sogar denkbar, diese sog. Ozonide in der Hygieneforschung, Mikrobiologie, Virologie und Zellkulturforschung einzusetzen, um die Wirkungsmechanismen gegenüber Pilzen, Viren und Bakterien zu erforschen. Viele Untersuchungen sind erforderlich, um zu ermitteln, inwiefern die Anwendung dieser Stoffe eine Alternative zur herkömmlichen Antibiotika- und Antimykotika-Therapie darstellt.

Weitere Wirkungsgebiete

Wir haben uns mit unserer Praxis an dem Forschungsprogramm beteiligt und können auf gute Erfolge gerade beim Pilzgeschehen zurückschauen. Mittlerweile laufen Forschungen an einigen deutschen Universitäten, um die Wirkung auf den verschiedenen Ebenen zu untersuchen, z. B. auch die Wirkung auf Krebszellen.

Vorteil von Ozon

Ozon hat den großen Vorteil, ein chemischer Stoff zu

sein, der pilz-, bakterien- und virentötend wirkt. Allein daraus ergeben sich in der Anwendung dieser ozonisierten Pflanzenöle große Einsatzmöglichkeiten.

Erfolg der Öle bei Neurodermitikern

Neurodermitiker haben oft, ohne daß sie es wissen, intensive Pilzkulturen auf den Hautveränderungen, die in meiner Praxis mit diesen Ölen behandelt wurden, und es zeigten sich bei einigen Patienten gute bis auffällige Erfolge.

Aktuelle Anwendungsgebiete

Derzeit aktuelle Anwendungsgebiete von Rizol sind infizierte äußere Verletzungen, Ulcus cruris (Beingeschwüre), Verbrennungen, Furunkel und Hautpilze. Hier werden Einreibungen und Umschläge gemacht. Für Darmpilze, Fäulnis im Darm, Blähungen, Gärungen und Durchfälle kann Rizol innerlich angewendet werden.

Für Infektionen der Atemwege, Nebenhöhlen, Gehörgänge oder der Lunge können Inhalationen durchgeführt werden. Gegen Infektionen im Mund- und Zahnbereich kann gegurgelt werden.

Natürlich sind diese Angaben nur Vorschläge, die vom behandelnden Therapeuten auf den Einzelfall abgestimmt werden müssen. Oftmals sind Zusatz- oder Kombinationsbehandlungen unbedingt erforderlich.

Naturheilkundliche Therapiemöglichkeiten

Sanum-Therapie nach Dr. Enderlein

Dr. Günther Enderlein

Die Sanum-Therapie nach Dr. Enderlein, auch als *isopathische Therapie* bezeichnet, beruht hauptsächlich auf den Beobachtungen des Zoologen Dr. Günther Enderlein (1872–1968).

Nach seinen Beobachtungen leben im Menschen und

Mucor racemosus und Aspergillus niger

in Säugetieren die Pilzformen *Mucor racemosus* und *Aspergillus niger*. Im gesunden Organismus kommen diese Formen als *Primitivformen* vor, die noch keine Krankheitserscheinungen verursachen. Kommt es jedoch aufgrund verschiedener Ursachen zu einer Schwächung des Organismus, so wandeln sich die Primitivformen der Pilze in pathogene Stadien um, die parasitär wirken.

Bei einer Schwächung des Organismus werden sie parasitär

Zu den Faktoren, die aus den harmlosen Stadien die parasitäre Phase heranwachsen lassen, gehören u. a. eine falsche Ernährung, Infektionen, unnatürliche Umweltverhältnisse, Depressionen, Altersschwäche usw..

Der Befall durch die parasitäre Phase kann durch eine spezielle mikroskopische Technik, die Dunkelfeldmikroskopie, festgestellt werden. Aufgrund der mehr als 40jährigen intensiven Forschungstätigkeit von Dr. Enderlein konnte der Entwicklungszyklus dieser Parasiten in seinen verschiedenen Erscheinungsformen erkannt werden. Erst nachdem die biologisch-entwicklungsgeschichtlichen Zusammenhänge dieser Parasiten mit ihren Wirtsorganismen verstanden wurden, waren erfolgversprechende therapeutische Maßnahmen zu ihrer Bekämpfung möglich.

Die parasitären Entwicklungsstufen der Pilze müssen in die niederen Phasen zurückverwandelt werden

Die Bekämpfung der parasitären Formen beruht auf dem Prinzip der Isopathie, welches besagt, daß die höheren, parasitären Entwicklungsstufen z. B. des Pilzes Mucor racemosus in ihre niederen Phasen zurückverwandelt werden. Die niedrigen Entwicklungsstufen verlassen den Körper ihres Wirtsorganismus dann über dessen Ausscheidungsorgane.

Durch ein gestörtes Säure-Basen-Gleichgewicht vermehren sich die Parasiten

Zur Umwandlung von einfachen in höherwertige, gesundheitsschädliche Entwicklungsstufen kommt es durch eine falsche Ernährung, z. B. durch viel tierisches Eiweiß. Wenn das Gleichgewicht zwischen Mineralsalzen (Basen, Alkalien) und Säuren längere Zeit durch eine solche falsche Ernährung gestört und in Richtung der sauren Seite verschoben ist, erfolgt eine uneingeschränkte Vermehrung der pathogenen Parasiten. Das wiederum führt zu einer weiteren Störung des Säuren-Basen-Gleichgewichts, wodurch die Vermehrung der krankmachenden Formen weiter begünstigt wird. Es kommt zu einem Teufelskreis.

Krankheiten, die durch die parasitären Formen hervorgerufen werden

Die Krankheiten, die durch die parasitären Formen hervorgerufen werden, sind u. a. Gefäßwandveränderungen, krankmachende Gerinnnungsvorgänge, schmerzhafte Verhärtungen (Gelosen), Rheumatismus, Arthritis, Spondylose (entzündlicher Prozeß der Wirbelsäule), Tonsillitis, Diabetes, Gicht, Tumore aller Art, Anämie, Leukämie, Zerebralsklerose, Lähmungen usw.

Häufig unspezifische Symptome

Die Symptome, mit denen sich diese Krankheiten bemerkbar machen, sind oft sehr unspezifisch. Dazu gehören u. a. zu hoher oder zu niedriger Blutdruck, Kopfschmerzen, Mattigkeit, Appetitlosigkeit, Durchfall, vermindertes Seh- und Hörvermögen, Depressionen, Konzentrationsschwäche, eingeschränkte Merkfähigkeit, Pickel, Ohrensausen, Katarrhe, Heiserkeit.

Die Warnzeichen sollen die Betroffenen auf eine ernstliche Bedrohung aufmerksam machen

Alle diese Krankheitsanzeichen sind Warnsignale des Körpers, die den Betroffenen auf die ernstliche Bedrohung aufmerksam machen sollen. Glücklicherweise kann man heute mit Hilfe der isopathischen Therapie den allgemeinen Funktionszustand der einzelnen Organe und die seelische Konstitution der Betroffenen verbessern.

Dr. Enderlein hat auch erkannt, daß die Anlage für eine Krebserkrankung im menschlichen Körper latent vorhanden ist. Erst beim Zusammentreffen ganz bestimmter Voraussetzungen und Umwelteinflüsse kommt es zum Ausbruch der klinischen Symptome der Krebserkrankung.

Einer der therapeutischen Ansätze bei einer hohen Belastung durch gesundheitsschädigende Parasiten liegt in einer Änderung der Ernährung. Die heutige moderne Kost führt durch ihren hohen Anteil an tierischem Eiweiß, besonders in Form von Fleisch, Fisch und Eiern, zu einer Verschiebung des Säure-Basen-Gleichgewichts in den sauren Bereich. Darüber hinaus kommt eine zuckerreiche Kost dem Schmarotzer den Pilzen und Bakterien zugute.

Ernährungsumstellung

Ein Ausweg aus dieser Misere kann eine Umstellung auf eine lakto-vegetabile Ernährung sein, also eine Kost, die besonders aus Gemüse und Milchprodukten besteht. In jedem Fall sollten die tierischen Eiweiße reduziert werden. Dann wird das Säure-Basen-Gleichgewicht wiederhergestellt, und verschiedene Krankheiten können geheilt oder verhütet werden.

Ein weiteres Problem der heutigen Ernährungsform ist der hohe Gehalt an schädlichen Stoffen in den Nahrungsmitteln. Um das Aussehen der Produkte zu verbessern oder um deren Haltbarkeit zu erhöhen, werden den Nahrungsmitteln Chemikalien zugesetzt, die dem Menschen schaden können.

Außerdem gelangen durch die überhöhte Düngung der Äcker und durch die Benutzung von sog. Pflanzenschutzmitteln Chemikalien in den menschlichen Körper, die sein Wohlbefinden und seine Abwehrkraft verringern.

Medikamente, die die Vermehrung der pathogenen Pilze verhindern

Darüber hinaus wurden von Dr. Enderlein Medikamente entwickelt, die auf biologischem Weg in der Lage sind, die Vermehrung der pathogenen Formen zu verhindern; dadurch können auch Pilzerkrankungen gut behandelt werden.

Chondritine

Die von ihm entwickelten isopathischen Heilmittel werden als *Chondritine* bezeichnet. Diese Präparate sorgen dafür, daß sich die hochpathogenen Formen auflösen und den befallenen Organismus über die Ausscheidungsorgane verlassen.

Wie bei anderen Naturheilverfahren schließt eine Anwendung der medikamentösen isopathischen Therapie die begleitende Therapie mit den bekannten schulmedizinischen Methoden (z. B. Nystatin) nicht aus. Es ist Sache des Therapeuten zu entscheiden, welche Kombination der verschiedenen Methoden und Medikamente er einsetzen will.

Erfahrungen des Autors

Die Sanum-Therapie wird in meiner Praxis bei Pilzerkrankungen fast immer eingesetzt, weil sie in der Lage ist, Pilze biologisch abzubauen. Sie gehört jedoch in die Hände eines erfahrenen Therapeuten und ist meiner Ansicht nach zur Selbstmedikation nicht geeignet.

PaMo-Komplexmittel

30 l intrazelluläres Wasser

Die Zellen des menschlichen Körpers enthalten bei einem Erwachsenen etwa 30 l intrazelluläres Wasser. So bezeichnet man den flüssigen Inhalt aller Zellen. Demgegenüber stehen jedoch nur etwa 10 l extrazelluläre Flüssigkeit. Dazu gehören das Blutserum, die Lymphe und die Gewebsflüssigkeit.

Diese Zahlen zeigen, daß der intrazelluläre Flüssigkeitsanteil etwa dreimal so groß ist wie die extrazelluläre Flüssigkeit. Da die Zellen jedoch durch den sie umgebenden Raum mit Nährstoffen versorgt werden müssen und andererseits auch ihre Stoffwechselprodukte in diesen Raum abgeben, kann diese ungünstige Relation gewissermaßen zu einer Verschlackung des Organismus führen.

Der Raum zwischen den kleinsten Blutgefäßen, den Kapillaren, und den stoffwechselaktiven Zellen muß von den Nährstoffen und von den Stoffwechselschlacken überwunden werden. Das ist um so schwieriger, da dieser Raum noch von Bindegewebszellen eingenommen wird, die Kollagenfasern produzieren, um dem Gewebe den nötigen Halt zu verleihen. Unter ungünstigen Bedingungen können die Stoffwechselschlacken nicht in die Blutgefäße gelangen, sondern bleiben in dem Gewebe gewissermaßen stecken. Solch eine Situation wird begünstigt durch falsche Behandlungsmethoden, falsche Ernährung und ungesunde Lebensweise. Die mit dem extrazellulären Wasser angefüllten Zwischenzellräume stellen einen potentiellen Krankheitsherd dar.

Die mit extrazellulärem Wasser gefüllten Zwischenzellräume sind ein möglicher Krankheitsherd

In diesem Bereich befindet sich auch das Lymphsystem, das für wichtige Abwehrmechanismen des Körpers zuständig ist. Ein Verstopfen dieses Bereichs mit Stoffwechselschlacken kann zu unerwünschten Krankheitserscheinungen führen. Diese Verschlakkung und Überlastung des Zwischenzellbereichs und des Lymphsystems können die Anfälligkeit für die Entstehung chronischer Krankheiten, wie z. B. Herz-Kreislauf-Krankheiten, Diabetes, Hauterkrankungen, Rheumatismus und Krebs, begünstigen.

Ursachen für Krankheiten

Gerade Infektionen mit pathogenen Pilzen werden erleichtert, wenn das Abwehrsystem durch ein verstopftes und lahmgelegtes Lymphsystem geschwächt ist.

Voraussetzungen für Pilzinfektionen

Besonders bei Pilzpatienten erscheint es mir wichtig, homöopathische Komplexmittel einzusetzen, um ganze Organbereiche zu unterstützen. Im wesentlichen sind das die Ausscheidung über die Nieren, das Leber-Galle-System, das Lymphsystem und die Verdauungssäfte im Magen.

Homöopathische Komplexmittel für Pilzpatienten

Für die Reinigung und Durchflutung der Zwischenzellräume sowie die Anregung der Entgiftung und der Verdauungssäfte haben sich in meiner Praxis die PaMo-Komplexmittel PaMo hepan, PaMo renal, PaMo lymph und PaMo gast bestens bewährt.

Duch die Wanderung von Pilzzellen in die Lymph- und Blutbahn werden Immunkräfte gebunden. Dadurch kommt es bei einem bereits geschwächten System noch zu einer zusätzlichen Belastung. Der Therapeut muß entscheiden, ob und zu welchem Zeitpunkt Immunstärker eingesetzt werden. Ich verwende mit guten Erfolgen PaMo gripp N, eventuell in Kombination mit PaMo bronch. PaMo gripp N enthält unter anderem Echinacin in homöopathischer Dosierung, das sich als Immunmodulator seit Jahren bewährt hat.

Immunstärker

Am Anfang der Behandlung von Pilzerkrankungen werden diese Komplexmittel in hoher Dosierung eingesetzt. Darüber hinaus sollte auf eine ausreichende Flüssigkeitszufuhr (stilles Wasser) geachtet werden, damit die frei werdenden Giftstoffe auch ausgeschieden werden können.

Hohe Dosierung am Anfang der Behandlung

Selbstverständlich können je nach Sachlage auch andere Naturheilverfahren und Arzneimittel miteinander kombiniert werden. In keinem Fall kann jedoch auf eine Änderung der Ernährung verzichtet werden.

Säure-Basen-Gleichgewicht *

Für einen gesunden, leistungsfähigen Organismus ist es unerläßlich, daß die vorhandenen Säuren und Basen im Gleichgewicht stehen. Eine Übersäuerung kann zu den verschiedensten Krankheitsbildern führen. Herz- und Kreislauferkrankungen, Rheuma, Krebs, Allergien, Karies, Diabetes, Akne, Neurodermitis, Heuschnupfen, Bandscheibenschäden, brüchige Knochen, Nieren- und Magen-Darm-Erkrankungen haben eine mögliche Ursache in einer Übersäuerung des Organismus.

Übersäuerung kann zu den verschiedensten Krankheiten führen

Diese und damit die genannten Krankheiten können

* Ich empfehle den Ratgeber *Gesund durch Entsäuerung – Das Säure-Basen-Gleichgewicht wiederherstellen und erhalten*, von Harald Hosch, 17. Aufl., Jopp Verlag bei Oesch, ISBN 3-98698-125-0.

Ernährung muß überwiegend aus basenüberschüssigen Lebensmitteln bestehen

nur dann verhindert werden, wenn die Ernährung überwiegend aus basenüberschüssigen Lebensmitteln besteht. Nur so können die bereits entstandenen Verschlackungen abgebaut, und es kann den beschriebenen Krankheitsbildern vorgebeugt werden.

Zu den wichtigsten Lebensmitteln, die innerhalb des Stoffwechsels basisch verwertet werden, gehören Rohkost, Keime, Salate, Getreide und Kartoffeln. Ein weiterer Vorteil dieser Nahrungsmittel ist ihr Ballaststoffreichtum, der den Darm zu einer normalen und gesunden Tätigkeit anregt und Verstopfungen vorbeugt. Eine normale Vollwertkost trägt nicht zwangsläufig zur Verhinderung der Übersäuerung bei. Auch Menschen, die sich vollwertig ernähren, müssen daher nicht unbedingt gesünder sein. Sie sollten darauf achten, daß die vollwertigen Nahrungsmittel basenüberschüssig sind.

Nahrungsmittel sollten möglichst frisch sein

Ferner ist darauf zu achten, daß die Nahrungsmittel möglichst frisch sind. Wenn das aus bestimmten Gründen nicht geht, sollte man zumindest tiefgefrorene Kost bevorzugen und nicht auf Konserven zurückgreifen. Da auch in Getreide, Hülsenfrüchten und Soja ein relativ hoher Anteil an hochwertigem Eiweiß enthalten ist, kann auf den täglichen Fleischkonsum getrost verzichtet werden. Bei der Zubereitung von Getreidemehl sollte darauf geachtet werden, daß es nicht auf Vorrat gemahlen wird. Wenn Getreidemehl längere Zeit aufbewahrt wird, gehen wichtige Inhaltsstoffe verloren.

Auf den täglichen Fleischkonsum kann verzichtet werden

Der Anteil von Butter und Bratfetten sollte zugunsten von pflanzlichen Ölen verringert werden. Besonders empfehlenswert sind Sonnenblumen-, Weizenkeim-, Distel- und Sesamöl.

Pflanzliche Öle

Auf scharfe Gewürze sollte man verzichten und dafür lieber auf Kräuterwürzen und frische oder getrocknete Kräuter zurückgreifen.

Säurebildner

- Fleisch, Fleischbrühe, Fisch, Wurst
- Hühnereiweiß
- Bohnenkaffee, schwarzer Tee
- Alkohol
- Fabrikzucker
- Honig
- Schokolade, Kakao
- Hafer, Roggen, Gerste, Weizen
- Vollkornmehl, Auszugsmehl, Grieß
- Brot, Backwaren (auch Vollkorn)
- Teigwaren (auch Vollkorn)
- Haferflocken (stark säuernd)
- Reis und Mais (mild säuernd)
- gehärtete Fette und Öle
- Walnüsse (Ausnahme: frisch geerntete Nüsse, sog. Schälnüsse)
- Erdnüsse
- Hülsenfrüchte (Ausnahme: Sojabohnen)
- alle gekochten Gemüse (Ausnahme: Artischocken, Rosenkohl, Spargel und Rhabarber sind roh und gekocht säurebildend)
- Früchte, grün geerntet und nachgereift

Basenbildner

- Hühnereigelb (frisch bis 3 Tage)
- Milch, Buttermilch, Molke
- Butter und Rahm
- Kräutertee (Pfefferminztee, Brennesseltee usw.)
- Carob (Johannisbrot) statt Kakao
- Keime und Sprossen (Alfalfa, Soja)
- Hirse, Buchweizen
- gekeimtes Getreide

- Sojabohnen
- kaltgepreßte Fette und Öle
- Kastanien, Walnüsse und Haselnüsse, sofern sie frisch geerntet sind
- Kokosnuß, Kürbiskerne, süße Mandeln
- Leinsamen, Pinienkerne, Pistazien, Sesam
- Sonnenblumenkerne
- Zwiebeln, Knoblauch
- Rohkost, Gemüse und Salate
- Kartoffeln (roh oder gekocht)
- Gemüsebrühe (ohne Gemüse)
- Gemüsesäfte (roh)
- sonnengereifte Früchte

Sollte es – besonders am Anfang einer Therapie – über die Nahrungsumstellung nicht möglich sein, das Säure-Basengleichgewicht herzustellen, so kann der Ausgleich auch medikamentös eingeleitet werden, z.B. mit Alkala N Pulver.

Medikamentöser Ausgleich

Giftstoffausleitung mit Retterspitz innerlich

Eine weitere Möglichkeit, schädliche Bakterien, Parasiten und Pilze im Darm naturheilkundlich zu behandeln, besteht in der Verwendung von *Retterspitz innerlich*. Dieses bewährte Naturheilmittel setze ich in meiner Praxis bereits seit vielen Jahren erfolgreich ein. Wissenschaftler sind heute zu der Auffassung gelangt, daß die deutliche Zunahme von Allergien der Haut, von Neurodermitis, Ekzemen und Bronchialasthma durch die unnatürliche Besiedlung des Magen-Darm-Trakts mit krankmachenden Bakterien und Pilzen begründet ist. Von der früher weitverbreiteten irrigen Ansicht, daß Pilze zu den physiologischen Bewohnern des menschlichen Darms gehören, ist man mittlerwei-

Bewährtes Naturheilmittel

Pilze sind schuld an Allergien

le abgekommen – ähnlich ist es mit den Bakterien. Das im Dickdarm eines gesunden Menschen vorkommende Bakterium ist *Escherichia coli,* das sog. Kolibakterium. Wenn dem Patienten nun Antibiotika verschrieben werden, so führt dies dazu, daß nicht nur die schädlichen, sondern auch die nützlichen Darmbakterien abgetötet werden. Das Verschwinden der nützlichen Darmbakterien ermöglicht eine Übervermehrung von krankmachenden Bakterien und Pilzen. Besonders Pilze breiten sich beim Wegfall der Nahrungskonkurrenten ungehindert auf der Darmschleimhaut aus und überziehen diese regelrecht mit einem Belag. Das wiederum führt zu den weiter oben beschriebenen Krankheitssymptomen.

Escherichia coli

Besonders gefährdet sind neben Patienten, die Antibiotika bekommen haben, auch Personen mit einer geschwächten Immunabwehr. Eine Verringerung der körperlichen Abwehrkräfte führt zu einer ungehinderten Vermehrung der krankmachenden Pilze und Bakterien. Besonders anfällig sind auch alte und kranke Menschen und Patienten, die Kortison verschrieben bekommen haben. Auf diese Problematik wurde an anderer Stelle schon eingegangen.

Personen mit geschwächter Immunabwehr sind besonders gefährdet

Durch Retterspitz innerlich kann hier Abhilfe geschaffen werden. Es enthält Substanzen, die den Säuregrad des Magensafts regulieren können. Durch das puffernde System wird der Magensaft auf den beim Gesunden vorkommenden Säuregrad eingestellt. So bildet der Magen für schädliche Bakterien und Pilze wieder eine unüberwindliche Barriere. Im Dünndarm werden die Pflanzenextrakte des Retterspitz wirksam, d. h., die Ausleitung von Giftstoffen wird gefördert und ein normales Darmmilieu angestrebt.

Der Säuregrad des Magens wird reguliert

Am sinnvollsten ist es, Retterspitz innerlich vor den Mahlzeiten einzunehmen. Vor Gebrauch sollte der Bodensatz in der Flasche gründlich aufgeschüttelt

Darreichungsform und Dosierung

werden. Für den präventiven Schutz des Magen-Darm-Trakts kann man 3mal täglich vor den Mahlzeiten 1 Likörglas voll (20 ml) Retterspitz innerlich einnehmen. Die Einzeldosis für Kinder liegt bei 15 ml (1 Eßlöffel voll).

Wenn ein akuter Anlaß besteht, z. B. bei akuten Magen-Darm-Schmerzen, kann die Tagesmenge ohne Bedenken auf ein Mehrfaches gesteigert werden. Es wird dann 1 Tasse voll im Laufe von 20 Minuten schluckweise getrunken.

Keine Nebenwirkungen

Schädliche Langzeitwirkungen sind nicht bekannt. Die tägliche Menge kann auch über Jahre hinweg eingenommen werden, insbesondere bei chronischer Magen-Darm-Schwäche älterer Personen, bei Altersdiabetes, Rheuma, Gicht und Kaliumverlusten durch den Gebrauch von Abführmitteln.

Normalerweise wird Retterspitz innerlich unverdünnt eingenommen; es kann jedoch auch mit Wasser oder Fruchtsäften vermischt werden.

Colon-Hydro-Therapie

Methode zur Darmsanierung

Bei der Colon-Hydro-Therapie handelt es sich um eine aus den USA bekannte Methode, mit der man den Darm reinigen und sanieren kann. Diese Therapiemethode wird dort schon seit Jahren mit Erfolg durchgeführt.*

Viele Menschen leiden an einer Störung der Darmflora

Heute leiden viele Menschen unter einer Störung der Darmflora. Die normalerweise im Darm vorkommenden nützlichen Bakterien sind den krankmachenden Bakterien und Pilzen im Konkurrenzkampf um die günstigsten Lebensbedingungen unterlegen. Dies ist

* Ich empfehle den Ratgeber *Colon-Hydro-Therapie – Chronische Krankheiten durch Darmsanierung heilen,* von Manfred A. Ullrich, 7. Aufl., Jopp Verlag bei Oesch, ISBN 3-89698-124-2.

die Folge einer ungesunden Lebensweise, durch die die pathogenen Bakterien gefördert werden. Die fehlerhafte Ernährung mit qualitativ geringwertigen Lebensmitteln, ungesunde Lebensweise, Umweltbelastung und Medikamentenmißbrauch führen zu einer Störung der Symbiose zwischen Mensch und Darmflora und zum Erlahmen der Immunabwehr.

Gründe für ein Erlahmen der Immunabwehr

Die Folgen sind zahlreich: Konzentrationsschwäche, Vitalitätsverlust, Müdigkeit, Depressionen, Angstzustände und Aggressivität können sich einstellen. Zahlreichen Krankheiten, wie Rheuma, Polyarthritis, Migräne, Allergien, hohem Blutdruck und verschiedenen Hauterkrankungen, wird durch ein mangelhaftes Funktionieren der Darmtätigkeit Vorschub geleistet.

Krankheiten durch mangelhaftes Funktionieren der Darmtätigkeit

Um wieder eine gesunde Darmtätigkeit zu bekommen, wird die Colon-Hydro-Therapie mit einer Umstellung der Ernährung und einer gesünderen Lebensweise (viel Bewegung) von vielen Therapeuten empfohlen.

Wirkungsweise

Durch die Entfernung von Fäulnisstoffen und angesammeltem Stuhl werden die Darmwände gereinigt. Dieser auf natürliche Weise durchgeführte Reinigungsprozeß beseitigt diejenigen Symptome, die entweder direkt oder indirekt mit dem Funktionsverlust des Darms zusammenhängen.

Durchführung

Dem entspannt in Rückenlage auf einer Behandlungsliege liegenden Patienten wird durch ein Kunststoffröhrchen Wasser mit unterschiedlichen Temperaturen in den Darm eingeleitet. Der gelöste Darminhalt wird mit dem Wasser über ein geschlossenes System durch einen Abflußschlauch wieder abgeleitet. Der behandelnde Therapeut kann durch eine leichte Bauchmassage die vorhandenen Problemzonen ertasten und das einfließende Wasser gezielt in diese Bereiche einfließen lassen.

Darmtätigkeit wird angeregt

Durch das einfließende Wasser und die durch dessen unterschiedliche Temperaturen bewirkte Warm-Kalt-

Stimulierung werden die Darmtätigkeit angeregt und die angesammelten Schlackenstoffe aus dem Darm gespült.

Schmerzfreie Therapie

Die Colon-Hydro-Therapie ist schmerzfrei und äußerst angenehm und wohltuend. Da das System geschlossen ist, treten auch keine unangenehmen Gerüche auf.

Colon-Resonanz-Hydromat

In meiner Praxis habe ich die besten Erfahrungen mit dem Colon-Resonanz-Hydromat der Firma H & K Hospital gemacht. Dieses Gerät hat den Vorteil, daß während einer Sitzung neben der Colon-Hydro-Therapie auch Farbtherapie, Bioresonanztherapie und patienteneigene Schwingungen verabreicht werden können. Durch die Farbtherapie können individuelle Schwingungsspektren auf das Wasser übertragen und somit in das Körperinnere geleitet werden. Die Speicherkraft des Wassers sowie die Tatsache, daß der menschliche Körper zu 80% aus Wasser besteht, machen diese Therapie so erfolgreich.

Einsatz von Bioresonanztherapie ist sinnvoll

Wegen der großen Anzahl pathologischer Stoffe und Informationen im Darm ist der Einsatz der invertierten Bioresonanztherapie (siehe unten) besonders sinnvoll. Darüber hinaus können sogar noch patienteneigene Informationen, wie Speichel oder Morgenurin und Allergene, in invertierter Form als physiologische Schwingungen in den Darm zurückgegeben werden. Wichtig ist in jedem Fall, daß bei der Darmspülung Pilznester und Darmgifte mit ausgespült werden.

Bioresonanztherapie

Energetisches Therapieverfahren

Die Bioresonanztherapie* gehört zu den energetischen

* Ich empfehle hier den Ratgeber *Bioresonanztherapie – Mit körper- und substanzeigenen Schwingungen heilen,* von Reinhold D. Will, 13. Aufl., Jopp Verlag bei Oesch, ISBN 3-98698-130-7.

Therapieverfahren, bei denen die Energien oder besser gesagt die körpereigenen Schwingungen (Frequenzen) des Patienten behandelt werden. Die Biophysik geht heute davon aus, daß die chemischen Abläufe des Körpers von einem Energiefeld gesteuert werden, das diesen umhüllt und durchdringt.

Franz Morell

Auf dieses Wissen aufbauend hat der deutsche Arzt Franz Morell bereits 1977 die sogenannte Moratherapie entwickelt. Daraus wurde nach Forschungen von Prof. Cyril W. Smith an der Salford Universität in England 1987 die Bioresonanztherapie entwickelt.

Grundgedanke von Morell

Der Grundgedanke von Morell war, daß es besser wäre, direkt an der energetischen Steuerungsebene des Körpers zu therapieren, anstatt therapeutisch in komplizierte chemische Abläufe einzugreifen – wie es durch Medikamente geschieht. Es wurde ein Gerät entwickelt, das die Schwingungen der Steuerungsebene abnehmen und in individuelle Therapiesignale verarbeiten kann.

Diese Schwingungen bestehen aus gesunden und pathologischen (krankmachenden) Schwingungen. Die pathologischen Schwingungen entstehen im menschlichen Organismus unter anderem durch Giftbelastungen, Viren, unausgeheilte Krankheiten und durch Erbbelastungen. Um beide Schwingungsarten voneinander zu trennen, wurde ein Filter in das Gerät eingebaut, durch den es möglich war, die pathologischen Frequenzen gezielt zu therapieren, sie zu verringern oder ganz auszulöschen. So können Störfelder eliminiert und die Selbstheilungskräfte des Körpers gestärkt werden. Dadurch kann der Körper sofort mit den Entgiftungs- und Heilungsprozessen beginnen.

Anwendungsgebiete

Das hauptsächliche Einsatzgebiet der Bioresonanztherapie ist die Behandlung von Allergien. Sogar bei schwierigen Krankheitsbildern, wie Neurodermitis, Asthma bronchiale oder schweren chronischen Ekzemen, konnten erstaunliche Erfolge erzielt werden. Das Therapiespektrum ist jedoch wesentlich breiter. Die Bioresonanztherapie ist an kein bestimmtes Krankheitsbild gebunden. Es ist generell möglich, aus jedem erkrankten Körperteil die pathologischen Störschwingungen abzunehmen und zu therapieren, so auch diejenigen der Pilzpatienten.

Hilft auch bei Pilzinfektionen

Bislang sind keine schädlichen Nebenwirkungen dieser Therapie bekannt geworden. Chronische Beschwerden können in einen akuten Zustand übergehen, was als wünschenswert angesehen wird, weil der Körper dadurch signalisiert, daß er beginnt, seine langjährigen Beschwerden aufzuarbeiten.

Chronische Beschwerden können in einen akuten Zustand übergehen

Da die Bioresonanztherapie eine Behandlungsform ist, die nicht belastet und schmerzlos ist, stellt sie auch für Kinder eine ideale Therapiemethode dar.

Auch ideal für Kinder

Wenn während der Behandlung leichte Reaktionen wie Schwindelgefühle oder Schwitzen auftreten oder sich eine bestimmte Körperstelle meldet, sollte dies dem Therapeuten unbedingt mitgeteilt werden. Er kann daraus Rückschlüsse über mögliche Krankheitsursachen und auf den weiteren Therapieverlauf ziehen.

Nach der Therapie sollte der Behandelte mindestens 2 Liter mineralarmes Wasser trinken und mindestens 6 Stunden auf Alkohol verzichten.

Diese und andere mit dem Therapeuten besprochene Maßnahmen, wie z. B. Sauna, Joggen, Einläufe, tägliches Duschen und Trockenbürsten, ermöglichen es dem Körper, die durch die Bioresonanzbehandlung gelösten Gifte auszuscheiden.

Der Körper kann die durch Bioresonanztherapie gelösten Gifte ausscheiden

Bestimmte Krankheiten, wie z. B. genetische Schäden, können nicht durch die Bioresonanztherapie behandelt werden. Wichtigstes Therapieziel ist es jedoch, dem Körper die Möglichkeit zur Selbsthilfe zu geben. Und das gelingt in sehr vielen Fällen.

Therapieziel

Darmflora und Darmsanierung

Eine Störung der Darmflora bewirkt immer ein Defizit normaler Stoffwechselprodukte von Bakterien, die normalerweise ständig von der Darmschleimhaut an den Organismus weitergegeben werden.

Defizit normaler Stoffwechselprodukte von Bakterien

Eine gesunde Darmflora besteht aus 400–500 verschiedenen Bakterienarten, nicht aber aus Pilzen, egal welcher Art. Diese wichtige Lebensgemeinschaft der Bakterien nennen wir Darmflora. Ist diese Darmflora in einem intakten Gleichgewicht, so können krankmachende Hefepilze nicht hochkommen. Ist das Gleichgewicht jedoch gestört, so kann hier die Ursache vieler Krankheiten gesucht werden.

Gesunde Darmflora besteht aus 400–500 Bakterienarten

Das Sprichwort *Der Tod sitzt im Darm* kann leicht umgewandelt werden in *Die Krankheit sitzt im Darm*. Nur ein funktionierender Darm mit einer gesunden Darmflora kann Krankheitskeime und Schmarotzer beseitigen und wichtige Stoffe, wie Vitamine, erzeugen.*

Wichtig ist es daher, daß durch die Pilzbehandlung frei werdende Darmräume so schnell wie möglich wieder mit nützlichen Bakterien besetzt werden. Eine bloße Entfernung der Pilze aus dem Darm kann nur kurzfristig vorrangig sein, führt aber niemals zu einer langfristigen Lösung.

Da Pilze überall in der Natur vorkommen, muß nach der antimykotischen Therapie der Wiederbesiedlung der Bakterienflora eine besondere Bedeutung beigemessen werden, d. h. unbedingt eine Darmsanierung durchführen. Als gutes Mittel dazu wird Naturjoghurt (ohne Zusatzstoffe) empfohlen, jedoch nicht mehr als täglich 1 Glas oder Becher.

Wiederbesiedlung der Bakterienflora ist wichtig

* Ich empfehle den Ratgeber *Gesunde Darmflora – Selbsthilfe bei Dysbiose und anderen Darmstörungen*, von Gerhard Leibold, 5. Aufl., Jopp Verlag bei Oesch, ISBN 3-926955-41-4.

Präparate zur Verbesserung der Darmflora

Auch gibt es auf dem Markt zahlreiche Präparate zur Verbesserung der Darmflora; meistens handelt es sich dabei um Bakterienpräparate von Escherichia coli, Lactobacillus acidophilus, Lactobacillus gasserie, Bifidobakterium bifidum, Bifidobakterium longum, Streptococcus lactis, Enterococcus faecium und Lactobacillus casei. Damit wird eine künstliche Normalisierung einer gestörten Darmflora versucht.

Durch die Einführung nicht krankmachender Bakterienstämme soll die Darmflora regeneriert werden, um gleichzeitig bei sehr geringem Nebenwirkungsrisiko die körpereigenen Abwehrkräfte zu steigern. Präparate sind Mutaflor, Paidoflor, Omniflora N, Bio-cult comp. Syxyl, Probiotik, um nur einige zu nennen.

Medikamente

Wie bereits ausgeführt, spielt die Versäuerung des Darms eine große Rolle. Aus diesem Grund wird durch Nahrungsmittel wie Joghurt, Sauerkraut oder Laktose, die im Darm zu Milchsäure vergoren werden, ein pH-Wert geschaffen, welcher das Wachstum von z.B. Fäulniserregern bremst. Durch diese Nahrungsmittel kann eine optimale Darmflora unterstützt und aufrechterhalten werden.

Nahrungsmittel, die eine optimale Darmflora unterstützen

Durch Nahrungsmittel, die rechtsdrehende Milchsäure enthalten, kann die Darmsymbiose entscheidend verbessert werden. Rechtsdrehende Milchsäure gibt es auch als Arzneimittel, z. B. RMS-Petrasch Tropfen und Kapseln.

Rechtsdrehende Milchsäure

Beim Wiederaufbau der Darmflora mit Medikamenten sollten keine Eisenpräparate genommen werden, da sie Bakterien abtöten. Oftmals habe ich nach einer Darmsanierung eine automatische Verbesserung der Eisensituation im Blut erlebt, da vermutlich bei gestörter Darmflora Eisen nicht in ausreichender Menge im Darm aufgenommen werden kann.

Keine Eisenpräparate einnehmen

Diese Feinheiten muß der Behandler kennen und gegeneinander abwägen, um so für den jeweiligen

Patienten die richtige Arzneimittelkombination zusammenstellen zu können.

Ausgewogener Mineral- und Nährstoffhaushalt

Günstig auf die Darmflora wirkt auch ein ausgewogener Mineral- und Nährstoffhaushalt. Sofern dies über eine Ernährungsumstellung nicht schon erledigt ist, können einzelne Nährstoffe zusätzlich eingenommen werden, z. B. der Vitamin-B-Komplex (möglichst hefefrei), Pantothensäure, Magnesium, Zink, Mangan, Selen, Chrom und Kupfer, Betakarotin, Vitamin C sowie Knoblauch oder Bärlauch.

Antioxidative Vitamine

Optimalen Schutz aller Körperzellen bietet die richtige Mischung der antioxidativen Vitamine. Als 4fach-Kombination von Betakarotin,Vitamin C, Vitamin E und Selen ist das Fertigarzneimittel *Oxytex* auf dem Markt. Zusätzlich zu unserer Nahrung unterstützen wir damit unser körpereigenes antioxidatives Schutzsystem. Besonders Pilzerkrankte haben eine gestörte Zelltätigkeit, und Präparate wie Oxytex sollten unbedingt eingesetzt werden, um die Zelltätigkeit zu verbessern und dem Körper in der Entgiftungsphase zu helfen.

Oxytex

Autovakzine

Autovakzine werden meistens oral genommen oder auch, je nach Präparat, injiziert. Sie werden aus Keimen (z. B. aus dem Stuhl) eines Patienten hergestellt und sollen vordergründig das Darmmilieu verändern. Meistens werden Autovakzine täglich über einen Zeitraum von 4 Wochen eingenommen. Die meisten Patienten vertragen sie sehr gut, es können jedoch auch Blähungen und Durchfälle auftreten. Hier hilft meist eine Dosisverminderung.

Colibiogen

Colibiogen ist ein Darmtherapeutikum zur oralen Einnahme oder Injektion. Es enthält Stoffwechselprodukte aus Escherichia-coli-Bakterien, die auf direktem Weg

- die Darmschleimhaut sanieren und beschädigte Schleimhautbezirke regenerieren,

- die Wiederansiedlung der natürlichen Darmflora an die regenerierte Schleimhaut fördern,
- die atonischen und hypertonischen Motilitätsstörungen verhindern bzw. beseitigen,
- die Tätigkeit der Zellen des in der Darmschleimhaut lokalisierten Immunsystems anregen und die
- körpereigene Abwehr steigern.

Colibiogen wird in meiner Praxis oft bei Pilz- und Allergiepatienten eingesetzt; je nach Fall zuerst durch Injektionen, später dann oral.
Für Kinder gibt es eine alkoholfreie Variante. Nebenwirkungen sind nicht bekannt.

Darmbegasung mit Ozon

Ozon tötet Pilze

Wie bereits bei den ozonisierten Ölen beschrieben, ist Ozon ein Stoff, der virus-, bakterien- und pilztötend wirkt. Bei der Darmbegasung mit Ozon* erreicht man besonders zu Beginn der Therapie eine wesentlich schnellere Abtötung der Pilze, eventuell in Verbindung mit einer Darmspülung.
Die Durchführung ist sehr unkompliziert. Meist in Seitenlage wird ein Katheter in den After eingeführt, durch den 150 cm³ Ozongas in den Darm eingeführt werden. Diese Gasgemisch verteilt sich meist sehr schnell, und es kommt oft schon nach wenigen Behandlungen zu einer Besserung der Beschwerden.

Schon nach wenigen Behandlungen Besserung der Beschwerden

Nach neuesten Forschungen ist diese Form der Ozonanwendung auf den Blutsauerstoffgehalt ebenso wirksam wie Eigenblutbehandlungen mit Ozon.

Wirkungen

Durch die Ozon-Darmbegasung erreichen wir eine

* Siehe hierzu auch meinen Ratgeber *Sauerstofftherapien – Die gesunde Art, Energie zu tanken,* 5. Aufl., Jopp Verlag bei Oesch, ISBN 3-89698-105-6.

Abtötung der Pilze, eine Verbesserung der Darmentgiftung und eine Immunstärkung, da Ozon über die Darmwände in den Körper aufgenommen wird und hier eine Aktivierung des gesamten Organsystems erfolgt.
Nebenbei möchte ich noch bemerken, daß Ozon gerade auf unser wichtiges Entgiftungsorgan Leber hervorragende Wirkungen zeigt.

Therapie mit ätherischen Pflanzenölen

Pflanzenöle können Giftstsoffe aus dem Darm aufnehmen

Seit Jahren arbeite ich in meiner Praxis mit Pflanzenölen, die in der Lage sind, Giftstoffe aus dem Darm aufzunehmen und dadurch eine Art Darmsanierung einzuleiten.
Ich teste immer die Verträglichkeit mehrerer Öle aus und verordne eine Mischung aus verschiedenen Ölen. 5 Tropfen dieser Mischung werden dann auf 1 Eßlöffel Wasser eingenommen.
In der Pilzsituation haben sich neben den ozonisierten Ölen (Rizol) folgende Öle bewährt:

- Nelkenöl
- Pfefferminzöl
- Thymusöl
- Cajeputöl
- verschiedene Teebaumöle
- Johanniskrautöl

Fallbeschreibungen

Patientin, 55 Jahre, schwere Darmmykose, schwerer Befall im Rachenraum

Die Patientin litt seit Jahren an Bandscheibenbeschwerden und wurde über längere Zeit mit Kortikoiden und Rheumamitteln behandelt. Hinzu kamen noch Beschwerden mit den Bronchien und eine immer stärkere Allergieneigung (Heuschnupfen, Lebensmittelallergien).
Nach einer schweren Bronchitis bekam sie wieder einmal Antibiotika. Dies brachte das Faß zum Überlaufen, und es folgte ein starker Pilzbefall im Rachenraum. Eine weitere Diagnostik brachte auch einen Darmpilzbefall ans Tageslicht.
Jahrelang hatte die Patientin über multiple Beschwerden geklagt und wurde immer mit dem Argument vertröstet, im Blut sei nichts festzustellen. Sie hatte das Gefühl, man würde die Beschwerden nicht für voll nehmen.
Nach der Pilzdiagnose wurden eine strenge Diät und Nystatin verabreicht. Eine Sensibilisierung der Allergie über Tropfen brachte nicht den gewünschten Erfolg. Nachdem sich die Patientin in unsere Behandlung begeben hatte, wurden zusätzlich Bioresonanztherapie durchgeführt und Sanum-Präparate eingesetzt, außerdem Präparate zur Darmsanierung; auch Retterspitz innerlich wurde gut vertragen.
Innerhalb eines halben Jahres konnten im Darm und im Rachenabstrich keine Pilze mehr nachgewiesen

werden. Die Behandlung wird fortgeführt, um den Heuschnupfen zu bessern, um die Darmflora weiter aufzubauen und um die gesamte Abwehrlage zu stabilisieren.

Patientin, 70 Jahre, schwere multiple Lebensmittelallergien, dadurch Hautausschläge; Darmpilzbefall mit juckendem äußerem Pilzbefall im Analbereich

Die Patientin gab an, daß ihr bis jetzt noch keine Therapie geholfen hätte. Sie aß gerne Weihnachtsplätzchen, und bis Weihnachten war bei Behandlungsbeginn noch etwa ein Vierteljahr Zeit. Ich machte ihr Hoffnung, daß sie an Weihnachten wieder Plätzchen essen könnte, wenn sie meine Anweisungen beachtete. Bei dieser Patientin war ich mir sicher, daß sich die Darmpilzsituation aufgrund der vielen Allergien aufgebaut hatte. Ich testete die wichtigsten Allergene und begann eine Bioresonanztherapie, die auf Giftstoffausleitung, Immunstärkung und Allergielöschung ausgelegt war. Dies brachte auch den gewünschten Erfolg.
Die Patientin ist heute pilzfrei, wird jedoch wegen der Allergiesituation weiterbehandelt. Sie ist glücklich, wieder ein normales Leben führen zu können.

Patientin, 37 Jahre, Darmpilzbefall

Die Patientin war früher immer gesund. Ab dem 30. Lebensjahr wurde sie schwächer, mußte zu Hause bleiben und sogar ihren Beruf aufgeben. Nach einem langen Weg durch die Medizin wurde eine Darmmykose festgestellt. Sie hatte so gut wie keine Energie mehr und schleppte sich förmlich in unsere Praxis.

Erste Krankheitszeichen hatte die Patientin im Sommer 1989 in Form von Scheidenpilzinfektionen mit starkem Juckreiz. Der Frauenarzt behandelte mit Antimykotika-Zäpfchen. Eine Untersuchung des Stuhls auf Pilze wurde nicht durchgeführt.
Ein halbes Jahr später starkes Brennen beim Wasserlassen. Das erste Mal im Leben hatte die Patientin eine bakterielle Blasenentzündung. Die Behandlung erfolgte durch den Hausarzt mit Antibiotika. Im Februar 1990 folgte eine Mandelentzündung, die wieder mit Antibiotika behandelt wurde. Im Sommer 1990 wieder Antibiotikabehandlung wegen erneuter Blasenentzündung. Im Herbst 1990 folgte dann eine Nasennebenhöhlenentzündung. Diese wurde mit täglichen Inhalationen beim HNO-Arzt therapiert.
Im Frühjahr 1991 trat erneut eine Blasenentzündung auf, was wieder eine Antibiotikatherapie erforderlich machte. Im Spätherbst des gleichen Jahres wieder eine Blasenentzündung, natürlich auch hier wieder Antibiotika. Dann erfolgte eine Impfung mit Kolibakterien, danach kein Rezidiv mehr.
Die Patientin wurde immer lustloser und hatte trotz ausreichender Nachtruhe tagsüber immer öfter mit Müdigkeit zu kämpfen. Dann folgte im Februar 1992 eine starke grippale Infektion mit Nebenhöhlenbeschwerden; wieder tägliche Inhalationen beim HNO-Arzt.
Danach 3 Monate starke psychische Belastung durch Verlust des Arbeitsplatzes und Umzug. Danach Erholungspause vom Streß. Die Patientin suchte sich eine Teilzeitbeschäftigung, die ihr auch viel Spaß machte. Eine Vollzeitbeschäftigung war aufgrund der schnellen Erschöpfung nun nicht mehr möglich. Es folgte eine starke Erkältung, die sich lange hinschleppte.
Im Frühjahr 1993 suchte die Patientin ihre Hausärztin wegen ständiger Müdigkeit auf. Hierauf wurden

eine Blutuntersuchung, Schilddrüsenuntersuchung und EKG sowie Urinuntersuchungen durchgeführt. Alles verlief ohne Befund. Die Ärztin meinte, das ganze Übel sei an der zurückliegenden Erkältung festzumachen. Nun schlief die Patientin fast 15 Stunden täglich und mußte die Teilzeitbeschäftigung aufgeben. Sie war nach 30 Minuten Bügeln so erschöpft, daß sie sich anschließend 2 Stunden zum Schlafen hinlegen mußte. In ihrer großen Verzweiflung suchte sie einen weiteren Arzt auf, der ihr jedoch auch nicht weiterhelfen konnte.

Im November 1993 wurde es mit der Müdigkeit so schlimm, daß ihr sogar beim Autofahren die Augen zufielen, und das nach 12stündiger Nachtruhe. Zusätzlich kamen jetzt noch Schmerzen im Lendenbereich hinzu.

Durch Zufall las die Patientin in einer Zeitschrift einen Bericht über Rückenschmerzen und die naturheilkundliche Behandlung durch mich und machte einen Termin in meiner Praxis. Ein typischer Fall einer nicht erkannten Darmmykose in Verbindung mit Lebensmittelallergien.

Wir begannen alle Lebensmittel auszutesten, verordneten eine strenge Diät und begannen mit Bioresonanztherapie, Ozon-Darmbegasung, Injektionstherapien und mit einer umfangreichen medikamentösen Therapie; auch Rizol wurde eingesetzt. Nach einem halben Jahr intensivster Behandlung war kein Pilz mehr nachweisbar.

Die Patientin fühlt sich täglich besser, ist wieder fröhlich und kann nach ihren eigenen Aussagen wieder ein normales Leben führen.

Patient, 35 Jahre, Fußpilzbefall

Durch Zufall erzählte mir eine Patientin, daß ihr Mann seit Jahren an Fußpilzen leide und bisher noch keine erfolgreiche Abhilfe gefunden werden konnte. Ich gab der Patientin Rizol mit und verordnete tägliche Umschläge mit mindestens 3 Stunden Wirkzeit. Zusätzlich wurden Bäder mit Eichenrinde durchgeführt, um die Haut zu stabilisieren.
Bereits nach wenigen Tagen konnte ein deutlicher Rückgang der Pilze beobachtet werden. Der Patient ist heute beschwerdefrei. Trotzdem habe ich empfohlen, wenigstens einmal wöchentlich zur Stabilisierung der Gesamtsituation die Therapie weiterzuführen.

Nachwort

Gefährliche Pilze greifen verstärkt unseren Körper an und verursachen Krankheiten verschiedenster Symptomatik. Die erschreckende Zunahme dieser Erkrankungen stellt ein bedeutendes Gesundheitsproblem unserer Zeit dar.

Um der wachsenden Bedeutung dieser Problematik Herr zu werden, ist eine eingehende Information über die Thematik besonders wichtig. Eine Panikmache ist in keinem Fall angezeigt, jedoch soll eine sorgfältige Diagnose den Verdacht abklären können.

Wichtigt ist, um es noch einmal zu erwähnen, nicht die Keimzahl oder das Vorhandensein von Pilzen, sondern die Abklärung der Pathogenität. Vermutlich hängt es stark von der Immunlage und dem Darmmilieu ab, ob Pilze ihre krankmachenden Eigenschaften entwickeln können.

Ist ein Pilzbefall als pathogen diagnostiziert, so muß über eine pilzabtötende und lebenserhaltende Therapie versucht werden, das mikrobiologische Gleichgewicht wiederherzustellen. Hier gibt es viele Wege, und einige habe ich aus meiner Erfahrung beschrieben. Darüber soll dieses Buch aufklären und naturheilkundliche Möglichkeiten von Diagnose und Therapie aufzeigen. Es erhebt nicht den Anspruch, alle Therapien und Diagnosemöglichkeiten zu erwähnen, es informiert über Methoden, mit denen ich in der Praxis lange arbeite und auffällige Erfolge erlebt habe.

Es ist mir sehr wohl bekannt, daß es auch im Bereich der Wissenschaft verschiedene Auffassungen gibt.

Meine Erfahrungen decken sich mit denen führender Wissenschaftler und werden durch empirische Erfahrungen aus der täglichen Praxis untermauert.
Wichtig ist, nicht eine Pilzangst zu verbreiten, sondern über die zum Teil noch wenig bekannte Pilzproblematik umfassend zu informieren. Ich bin der Meinung, daß durch ein ganzheitliches Diagnose- und Therapiekonzept die meisten chronisch bedingten Pilzerkrankungen zu heilen sind, die Mitarbeit des Patienten vorausgesetzt.

Adressen

PaMo-Präparate
Hersteller: Bindergaß-Apotheke
D-90403 Nürnberg
erhältlich in allen Apotheken

Rizol (ozonisiertes Öl)
erhältlich entweder durch Ihren
Therapeuten, in allen Apotheken
oder Einhorn-Apotheke,
Gräfenberger Straße 14,
D-91054 Erlangen-Buckenhof
Tel. 091 31/594 04

Alen Nahrungsergänzungsmittel / alternative Diagnostik
PaMo Institut für
Erfahrungsheilkunde und Labor für
Iris- und Blutdunkelfeld-Diagnostik
Rheingaustr. 47
D-65375 Oestrich-Winkel
Tel. 067 23/44 43

Candida-Selbsthilfegruppen
Deutsche Candida Selbsthilfe
Am Kühl 25
D-95367 Trebgast

Allergieverein in Europa
Selbsthilfegruppe Candida
Marienstr. 57
D-99817 Eisenach

Darmbakteriologische Speziallabors
Labor Dres. Hauss
Postfach 1207
D-24332 Eckernförde
Telefon 043 51/34 11 39 85

Laboratorium für Darmbakteriologie
Prof. Dr. C. Gissel
Freundallee 25
D-30173 Hannover
Telefon 0511/81 30 17

Vitalan Dr. Peter Rosler
Fachlabor für Stuhluntersuchungen
Reußendorfer Straße 65
D-97772 Wildflecken

Ozontherapie/Ozon-Darmbegasung
Ozontherapeutischer Arbeitskreis
Unterer Markt 5
D-66538 Neunkirchen
Telefon 068 21/1 29 29

Anschrift des Autors
Naturheilpraxis
Paul Mohr
Rheingaustr. 47
D-65375 Oestrich-Winkel
Tel./Fax 067 23/44 43